美味しくて健康的で太らない
ダイエットなら地中海式

ウェルネスササキクリニック
佐々木　巌　著

大学教育出版

はじめに

毎日摂る食事は美味しくなければ長続きしません。

いくらダイエット（減量）に役に立つからと言って、毎日毎日、同じものを食べ続けることは、味覚的にも満足感が得られず、凡人のなしうる業ではありません。

ダイエットという言葉の意味、健康のための食事という本来の意味を考えれば、減量という狭義のダイエット目的のために、他の栄養素を犠牲にして特定の食べ物や栄養素だけを摂り続けてよいはずがないことは理解できますし、そのようなダイエットによって一時的に体重は減っても、自分の身体がほんとうに喜んでいないことはすぐにわかります。

美味しい食事は栄養が過不足なく摂れるから美味しく、同時に健康的な食事です。

ここで注意しておかなければならないのは、例えば、よく足を運ぶお気に入りのレストランで出される料理が、値段も手頃でボリューム満点、食後のデザートもサービス付きで美味しいと言っても、実は糖質や脂質が多すぎて、つまりある種の栄養素の過剰、逆に言うとある種の栄養素の不足から、さまざまな病気の要因になる可能性が否定できない場合が多いことです。

現在罹患率が増えている生活習慣病、肥満、がんなどの病気は、医療費の高騰を招く社会問題となり、そのために予防に重点が置かれます。

予防栄養学という観点からも、毎日食べ続けることができる美味しい食事は、同時に健康的でなければならないのです。

２０１３年秋に、私たちの和食がユネスコの世界無形文化遺産に認定されたのも、長らく日本が世界最高水準の長寿国で、和食がその長寿を支えている要因だろうと考慮されたからにちがいありません。


ある国や地域の食事が世界文化遺産になるという意味は、和食の例で考えれば、日本各地に伝わる独自の味覚と伝統的な調理法が、先祖代々受け継がれてきた貴重な食文化であると世界的に認められたということであり、日本人として嬉しい限りです。

ところで、和食の認定に先立つ９年前の２０１０年、ユネスコはすでに地中海式ダイエット（地中海式食事法と訳されますが、地中海地方に伝わる日々の食事スタイルと考えてください）を世界無形文化遺産に認定しています。

その理由（evidence）は本文中で詳しくお話ししますが、地中海式ダイエットがオリーヴオイルやワインに代表される地中海地方の伝統的食文化であるという文化的側面に加えて、科学的な側面から、このスタイルに沿った食事を続けると心臓病やがんなどの病気の発症率、死亡率が改善され、かつこうした健康に対する有効性は単に地中海地方に住む人々に限定されていないという医学的エビデンスが高く評価されたのです。

さて、地中海式ダイエットにはもうひとつ太りにくい、つまりメタボや糖尿病の発症を予防するという魅力的なエビデンスがあります。

最近体重のコントロールが今ひとつで、健診でメタボや生活習慣病を指摘されたという美容と健康に関心の高い現代人には夢のような話ですが、美味しい食事は健康的な食事であり、かつ太らない食事であるという一見難解な法則を解く鍵はあるのです。

「美味しくて健康的で太らないダイエットなら地中海式」の種明かしは、本文を読めばきっとご理解いただけると思います。

ウェルネスササキクリニック院長
佐々木　巌

美味しくて健康的で太らない
ダイエットなら地中海式

目次

第3章 地中海式ダイエットのピラミッド
――どんな食品をどれだけ摂ればよいか―― …… 81

第4章 どんな病気の予防効果があるか …… 121

美味しくて健康的で太らない
ダイエットなら地中海式

第1章

地中海式ダイエットの魅力とは

1　適度に食べることはすばらしい

食べる誘惑が溢れる現代社会

飽食の時代にあって適度に食べることは難しいかもしれません。

肥満は食べ過ぎが原因で起こりますが、運動不足で日々の消費カロリーは少ないところに、食べる誘惑が満ちあふれているのが現代生活の特徴なのですから。

そんな中で、私たちはどのように健康的な食生活を模索していけばよいのでしょうか。

地中海式ダイエットは単にやせるためのダイエットではありません。

減量に有効性が確かめられながら、健康を維持、促進するダイエットが地中海式です。

地中海式ダイエットは地中海地域の伝統的な家庭料理および生活様式がベースとなり、次の5つの特徴があります。

① 主たる脂肪源として身体に優しいオリーヴオイルを使うこと。
② 栄養価の高い季節の野菜や果物、また精製度の低い穀物を毎日摂ること。
③ 肉は食べ過ぎないようにして魚を習慣的に摂ること。
④ ワインは食中に適量を飲む。
⑤ 日々の身体活動を欠かさない。

オリーヴオイルやワインは地中海特有の食品ですが、現在の健康ブームのおかげで、日本ほか世界中の食卓に並ぶようになりました。

ポリフェノールを多く含んだオリーヴオイルやワインが、食事によって身体に取り込まれた脂肪が酸化されて悪玉になるのをブロックします。

ですから、抗酸化ポリフェノールをたくさん含む赤ワインは、食事に併せて飲むことが勧められるのです。飲まれない方はカテキン（これも抗酸化作用のあるポリフェノールです）を含んだ日本茶を啜りながら食事をすれば同じ理屈です。

このような食事の仕方（生活）を続けることが、体重をコントロールして、心臓病を始めとしたさまざまな病気を予防します。


ポイントは、①から⑤までの項目に関して、度を超してはいけないということ。

身体に良いとされる食物を毎日ほどよく食べ、飲酒はワインを適量たしなみ、毎日適度に身体を動かすことが重要です。

そうすることでカロリーオーバーによる肥満を予防して素晴らしい健康を手に入れることができます。

地中海式ダイエットは制限するダイエットではない

現代人の肥満は、食事に関して言えば、糖質または脂質の摂り過ぎによって起きます。そこで、糖質制限ダイエットや脂質制限ダイエットが繰り返し流行するわけです。

それらのダイエット法は、肥満の原因とされる糖質や脂質などの栄養素の極端な制限を必要とするという意味で、地中海式とは根本的に違います。

あるものは食べてはいけないと言われるより、何でもほどよく食べることを良しとするダイエットの方が長続きし、栄養バランスを考えても身体にも良さそうだということは、感覚的にわかります。

要は、すべての食べ物にはそれぞれ必要な栄養学的価値があり、何を食べても良いが、個人の嗜好によって同じものを食べ過ぎたり、病気と栄養の関わりの知識不足によって毎日の食生活にゆがみが生じると、結果として肥満や生活習慣病になる人が多いということです。

地中海式ダイエットは、元来、地中海地方に伝わる伝統的な食生活が元になっています。つまりその地域に暮らす人々が、誰から教えられたわけでもなく何千年と食べ続けてきた食事です。そこからこの食事が安全であるということがわかります。

オリーヴオイルやワインが欠かせないのは、たまたま温暖で乾いた地理的条件がオリーヴやブドウの樹の成長に適していたためです。

そこで、私たち日本人を始め地中海以外に住む人々にとって理解しやすいように、何をどのように食べることが適度なのか、別のいい方をすれば、あなたの健康のためにどのような頻度で食べ物を摂取するのが望ましいのかがわかるように、有名なダイエットのピラミッドがあります。

本文中で詳しく解説しますが、そのピラミッドを一目見て、その色とりどりの食材の組み合わせが、あなたの身体を健康にしてくれそうだと思うことでしょう。

このピラミッドでは日常の食事で肉より魚を推奨しており、これは和食とほとんど一緒じゃないか、と思われる人もいるでしょう。

日本も地中海も海の幸に恵まれており、魚好きの私たち日本人にとって地中海式はなじみやすいと考えられます。

しかしまた一方で、日本ではオリーヴオイルの使用量はわずかで、野菜や果物の摂取量が少ないという違いもあります。


ところで、このピラミッドに描かれているような食事のスタイルによって、食品中に含まれる栄養学的価値は相乗的な健康促進効果をもたらします。

こうした相乗効果をシナジー効果と呼びます。

それはサプリメントによる単一栄養素の足し算では絶対期待することができないものなのです。

さまざまな栄養素を持つ食品を組み合わせて摂ることによって、肥満を始めさまざまな病気の予防が可能になるのです。

2　地中海式とはゆっくり味わって食べること

食事はゆっくり味わって食べていますか？

地中海式ダイエットはもともと地中海地方の家庭料理だと申し上げました。

映画の『ゴッドファーザー』を観て、一族郎党が長テーブルに着いて、わいわいと話しながら食事をする光景をごらんになったでしょう。

イタリアに限らず、家庭料理とは家族といっしょに、また気の置けない友人を招いてゆっくり談笑しながらとる食事のこと。

そもそも食事をとることは、日常生活や仕事のストレスから解放されて緊張した神経を安め、疲労した肉体に栄養を与えるためにあります。

地中海式に限らず、食事はゆっくり味わって食べるのは本来当たり前のことです。

ところがそれが当たり前でなくなってしまっているのが現代人の生活の特徴です。

朝や昼にゆっくり食事をするなんて、これは寸暇を惜しんで仕事に没頭する現代のスピード主義、効率主義に真っ向から対抗する時間の考え方でしょう。

日本を始めグローバル化の洗礼を受けた先進国では、24時間変動する為替や金利、またインターネットを介するとぎれることのない情報の氾濫によって、私たちは時間の奴隷になっています。

本来ならさまざまな肉体労働が機械化によって軽減され、時間的な余裕があっていいはずなのに、以前にも増して私たちは時間に追いまくられています。

そこで生活の片隅に追いやられているのが食事であり、そうした不健康な食事の形態がさまざまな病気を引き起こします。

単に栄養を摂るためではなく、仕事や生活上のストレスを解消し、より良い人間関係を築くためになくてはならないものが食事であるはずなのに。

人間の食事は食べて事を成すというように、動物が食べる餌とはちがいます。

コンビニエンスストアーで売っている食品は手軽で便利なものばかりです。

時間がないときうまく利用すればよいのですが、三度の食事がコンビニ頼みとなるとあなたの健康と体重を保つことは困難になります。

ろくに噛まずに食べられ、身体の中ですぐエネルギーになるようなファストフードは食後血糖の急上昇をもたらし糖尿病を引き起こします。

またインスタント食品にはさまざまな保存料が含まれ、続けて食べれば健康障害の懸念も生じます。

香ばしい全粒パンにオリーヴオイルをかけて食べる

地中海式ではこれとは逆に、自然の素材をそのまま、オリーヴオイルやビネガー、ハーブなどの香辛料を用いて、シンプルに調理して食べます。

そのために調理に余計な時間をかけずにすみ、ゆっくり食事を味わって食べる習慣が生まれます。

例えば朝、香ばしく焼いた全粒小麦のパンに、真っ赤な甘いチェリートマトを乗せ、パラパラと乾燥オレガノをふりかけて、黄金色のオリーヴオイルをたっぷりかけて食べてみてください。

もしも生ハムやリコッタチーズがあれば、それを加えてオープンサンドにすると、お客様に出しても恥ずかしくない一品になります。

栄養価が高く、腹持ちのよい黒パンに、乳清を原料とした爽やかなリコッタチーズを塗り、新鮮な野菜と生ハムを重ねて、オリーヴオイルをたっぷりかけた、きれいなオープンサンドです。

香辛料にはトマトと相性のよいオレガノを用います。植物性脂肪（オリーヴオイル）をベースに、動物性脂肪（リコッタチーズ、生ハム）を組み合わせ、良質の脂肪が有する独特の風味が食欲をそそります。野菜は自由にトッピングしてください。

最近忙しく、朝や昼の食事を満足にとっていない人に、また、クリスマスやお正月の一品にいかがですか。

パンをトーストする時間が惜しければ、全粒のシリアルに果物やナッツをトッピングして、ヨーグルトをかけて食べてはどうでしょう。

生ハムとリコッタチーズを使ったおしゃれなオープンサンド

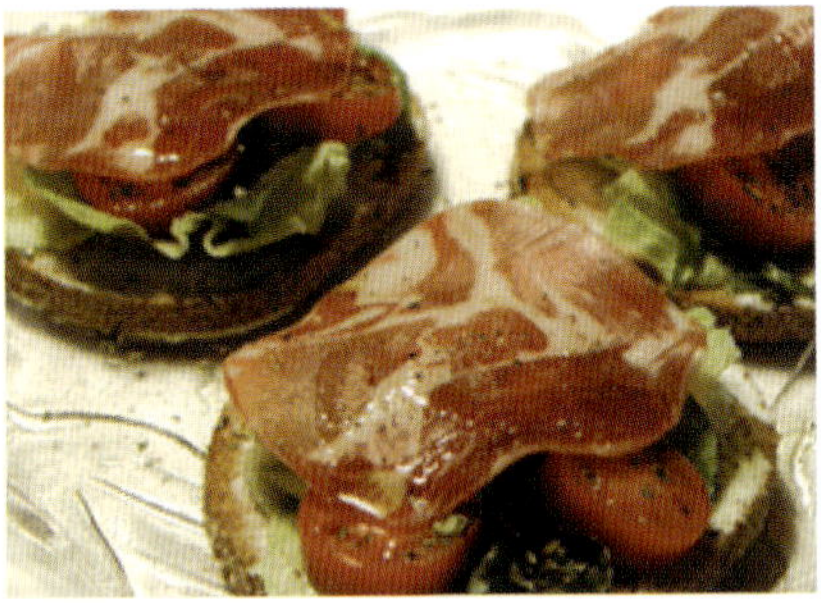

●材料（2人前）

黒パン4枚、生ハム4切れ、リコッタチーズ適量、レタス適量、トマト（スライスしたもの）適量、乾燥オレガノ適量、オリーヴオイル適量、胡椒少々

●作り方

①オーブンを熱して黒パンを焼く。（オーブンがなければそのままでもよい）

②焼き上がった黒パンにリコッタチーズをうすく塗る

③その上にレタス、トマトを重ね置いて、乾燥オレガノをふりかけてオリーヴオイルをかける。

④さらに生ハムを重ねて、胡椒をふり、もう一度オリーヴオイルをかける。

どちらも立派に地中海式であり準備に時間をとりませんが、ファストフードでは味わうことのできない美味しさがあります。

準備に時間を取りませんが腹持ちが良いのも地中海式の特徴です。


全粒穀物で作られたパンやシリアルなど精製されていない食品は、血糖値がすばやく上がらずにゆっくりと上昇してくることがわかっています。

またオリーヴオイルやヨーグルトに含まれる脂肪の働きによって、食べ物が胃から出て腸に入る時間をゆっくりにします。

そうした理由で、こうした朝食は腹持ちもよく、午前中の仕事に必要なエネルギーを安定して得ることができます。


私のクリニックで季節ごとに開催している地中海式ダイエット食談会では、ほどよい分量のイタリア家庭料理をコースで2時間かけていただきます。

季節の素材を活かした数種類の前菜に始まり、パスタとリゾットなど二種類のプリモピアットが続き、セコンドピアットには肉か魚料理が出て、デザートとコーヒーで締めくくる。むろん食中酒はソムリエおすすめのワインです。

一皿の分量が多くないのでコース全体での総カロリーは低めですが、初めて参加された方は、これだけの分量をこんなに時間をかけて食べた経験がないと言われます。

しかし実際、皆さんと談笑しながらゆっくり食べると、十分にお腹もふくれ気分も爽快です。

地中海式とは、この慌ただしい現代社会において、決してたまの休日にしか取ることができない非現実的な食事スタイルを指しているのではありません。

むしろその慌ただしさのなかで、本当に身体にとって必要な栄養素を含み、安心してとれる食材を選ぶ食事を意味します。

それがたとえ焼いたパン一枚とコーヒー一杯のささやかな食事であったとしても、あなたのお気に入りのオリーヴオイルをパンに垂らして食べることで、忘れかけた食事の感覚を取り戻す事ができる、そうした食事が地中海式です。

私はゆっくり食事をする時間がないと口癖のように言う患者さんに、一日一食、このようなスタイルで食事を取ってみてください、とくに朝食に取るようにアドバイスしています。1日のハードな仕事に耐えられるよう、身体が反応してきます。

それができたら、さらに週末はご家族と、ゆっくり時間をかけて食べてみてくださいと。

オリーヴオイルは究極のスローフード

オリーヴオイルは究極のスローフードといっても過言ではないでしょう。

オリーヴオイルはオリーヴの樹になる実を搾って作られ、その搾油は紀元前3000年に始まり、食用油としては5000年の歴史があります。

しかしこの間、基本的なオイルの製造方法は何も変わっておらず、油を抽出するために化学的な処理、例えば溶剤の添加などは行っていません。

そうして得られた油の主成分は酸化されにくいオレイン酸であること、天然の抗酸化物質であるビタミンE、βカロチン、葉緑素、ポリフェノールを含み、身体に悪影響を与える飽和脂肪酸はほとんど含んでいません。

また体内で合成できない必須脂肪酸（リノール酸やリノレン酸）の含有率は母乳のそれに近い特徴があり、このような理由からこの油がいかに安全で身体にやさしいかがわかります。

オリーヴの樹はイタリアやギリシアなど北緯25〜45度の地中海沿岸に自生する果樹です。海と太陽を好み、温和な地中海性気候が必要なのです。

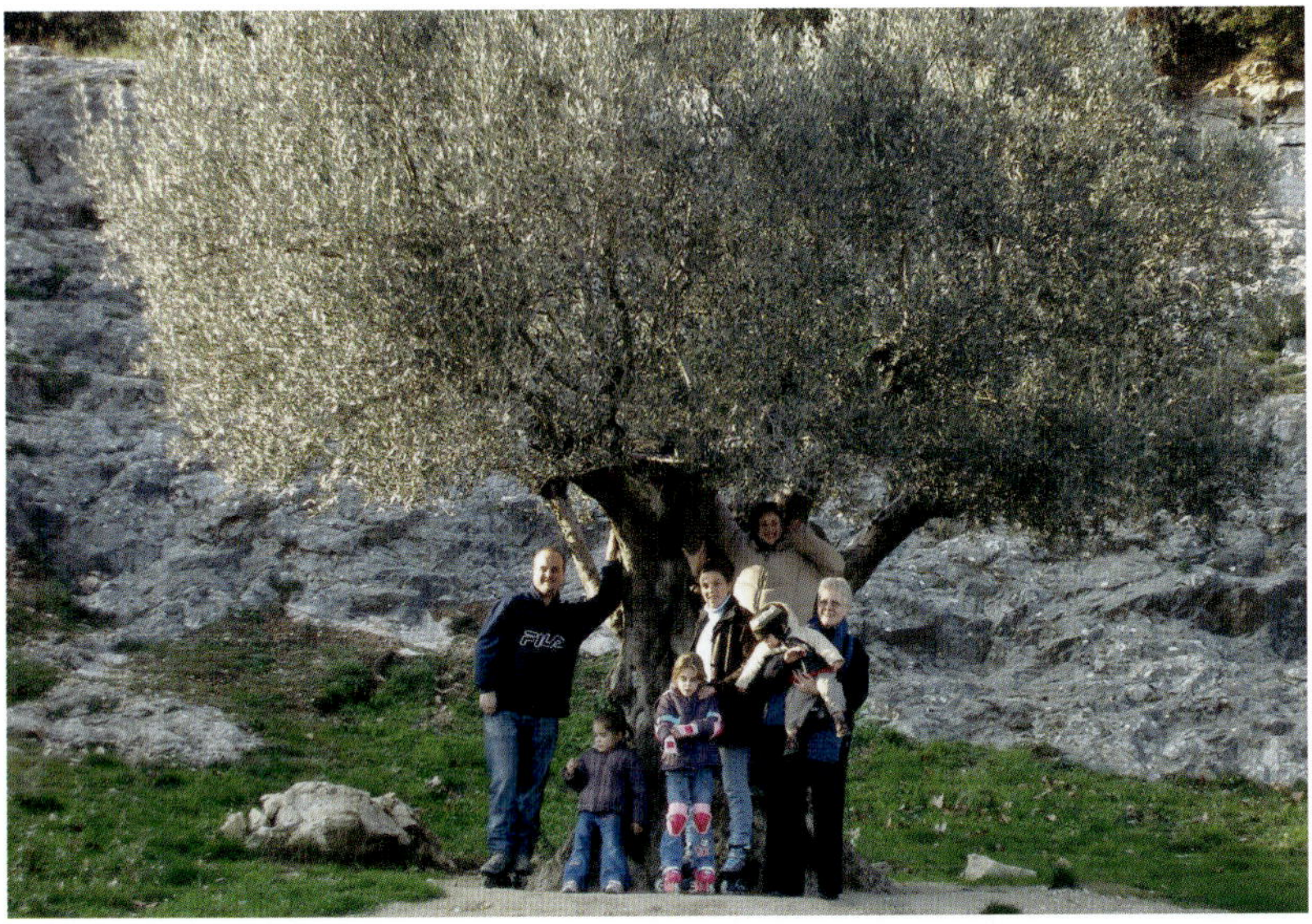

オリーヴは大変寿命の長い樹であることも知られています。

写真は南仏のポンデュガールにある樹齢１０００年のオリーヴの樹です。

南フランスアヴィニオン近郊に位置するポンデュガールは、２０００年前に古代ローマ人が造った水道橋があって、私が10年ほど前に訪れたとき、その橋のたもとにこのオリーヴの老木がありました。

野生のオリーヴの樹は長生きで、樹齢数百年のものはよく見かけるのですが、冷害でやられたオリーヴの樹の根元から、新しく芽生えた枝が数年後には立派な樹に生まれ変わります。

オリーヴはまたさまざまな伝説に彩られていることが、この樹をユニークなものにしています。

オリーヴの樹は学問と芸術、知恵の神である女神アテナから人類への贈り物であり、古代ギリシア人にとって神聖な樹でした。

旧約聖書の出エジプト記では、神がモーセに命じて上等の小麦粉にオリーヴオイルを混ぜて焼いたパンを献納させたと記され、またオリーヴオイルは洗礼式のお清めに使われました。

そのように人々から崇敬の念と愛情を受けた樹から搾り取られる黄金の液体を中心に、古代より地中海地域に住む人々の農作物を主とする食文化が今日に伝わったものが、地中海式ダイエットです。

調味料としてのオリーヴオイルは文明から文明に引き継がれて、地中海に住む異なった人々が、人間の身体にとって貴重な脂質源としての価値を分かち合いました。

そこに科学の目が注がれたのは１９６０年のこと。ギリシアや南イタリアで、オリーヴオイルを用いた食習慣を持つ人々の長寿と健康が明らかになったのです。

3　肥満を予防する地中海式食事

太るのは料理のせいではない

本書の題名をご覧になられた人は、おいしい食事が健康的で太らないといわれても信じられない人が多いのではないでしょうか。

適度にゆっくり食べることは、確かに過剰なカロリー摂取をおさえることになり肥満の予防には大切ですが、おいしい食事でそれが可能になるのはどうしてでしょうか。

何が美味しく何がまずいかという基準は人それぞれ違うでしょう。同じ物を食べるにしても、そのときの体調によって味覚が変わったりします。

美味しいと感じる一番簡単な理由は、自分の嗜好にあっているので、毎日食べ続けても飽きがこないということではないでしょうか。

イタリアのパスタ料理は、風味豊かで美味しいものがたくさんあります。

例えば、スパゲッティ・カルボナーラは若い人に人気があります。その人が活動的で毎日運動をしていたとしたら、毎日食べても太る心配は少ないかもしれません。

しかし会社勤めでコンピュータの前から動かないような仕事に従事していたとしたら、

いくら若くても体重は増加の一途をたどるでしょう。

太る理由は一回に食べる分量や頻度、つまり食べ方の問題で、料理そのものに罪がある訳ではありません。

カルボナーラはウンブリア地方の炭焼き（carbonaio）に由来するという説があります。

確かにこのパスタ料理には、炭焼き労働にふさわしいだけのカロリーがあります。パスタに含まれる炭水化物だけでなく、オリーヴオイル、パルメザンチーズ、ベーコン、クリーム、卵を材料に用いるので、脂質を多く含み、高カロリー食品の見本のようなものです。

北イタリアのボローニャにはトルテッリーニという美味しい詰め物パスタがあります。詰め物にはボローニャ名物のソーセージや豚肉、チーズなどが入っているので美味しい筈で、当地の人が死ぬ前に食べておきたいというパスタ料理です。

郷土愛の強いイタリア人、いかに自分の生まれ故郷のパスタ料理が美味しいからと言っても、食べ過ぎれば太ることを理解しています。

ですからパスタ料理は月に数回しか食べないというイタリア人もいます。体重に気を遣う若い女性から聞いた話ですが。

そのあたりは自分の体質や日常生活における運動量を考えて判断しなければいけません。

パスタやリゾットは食べ過ぎれば糖質の過剰摂取となり、間違いなく肥満や糖尿病の原因となります。

またパスタ自体に卵が練り込まれていたり、パスタソースや材料によっては脂肪を多く含み、高カロリーで、コレステロールが上がる心配もあります。

それはイタリア料理に限らず和食でも同じことです。

いくら好物だからと言って、毎日天ぷらやすき焼きを食べていたら、あなたの体重はぐんぐんと増えることでしょう。

だからと言って、天ぷらやすき焼きが悪いわけではありません。

地中海式が肥満を予防するのはなぜなの

それでは、地中海式が肥満を予防するのはどうしてでしょうか。

その理由は、脂肪分の多いカルボナーラやトルテッリーニを毎日食べるからではありません。

ダイエット（減量）効果が高い理由は、地中海式ではカロリー密度の低い野菜や豆類、果物などを毎日食べるからなのです。

カロリー密度が低いとは、食品重量あたりのカロリーが低いということを意味します。水分や食物繊維の多い野菜や果物がその典型例です。

こうした食品はビタミンやミネラル、それに微量栄養素など、身体の中で新陳代謝などを円滑に行うために必要な成分を豊富に含み、毎日摂ることが欠かせません。

そうはいっても、地中海式は肉やチーズなど高脂肪の食品を摂っていけないわけではありません。

このような動物性脂肪を多く摂りすぎると、将来誰でも動脈硬化や心臓病を起こすので注意しなければいけないということです。

たまにはカルボナーラもよいけれど、毎日食べるのであれば、さらっとしたオリーヴオイルをベースに、野菜や豆のうまみを引き出すようなパスタが健康的です。

ここでとっておきのヘルシーなパスタ料理をご紹介しましょう。

イタリアへ旅行したとき、本屋さんでたまたま見つけた料理本にあったパスタ料理です。

料理本と言っても、生活習慣病の人向けのレシピ本でしたが、ページをめくってみると何とも美味しそうな料理が目白押しで、早速買い求めて、帰国してから試してみました。

この春野菜のフジッリは、コレステロールが高い人向きのレシピとして紹介されています。

英語のレシピはイタリア語ではリチェッタ。どちらも調理法の意味に加えて処方箋の意

春野菜のフジッリ

●材料（2人前）

ズッキーニ300g、トマト100g、サヤインゲン80g、小タマネギ80g、ニンジン20g、セロリ4房、ニンニク1片、バジルの葉1枚
フジッリ160g、オリーヴオイル大匙2、塩・胡椒　適量

●作り方

①オリーヴオイルを鍋にひいて、スライスしたニンニク、刻んだ小タマネギ、ニンジン、セロリの順に中火でいためる。
②一口サイズに切ったズッキーニとサヤインゲンは、あらかじめ硬めに茹でておいて、①に加える。
③鍋の火力を一気に強めて、ざく切りにしたトマトを加え、塩をふる。
④アルデンテに茹でたフジッリを③のパスタソースにからめる。みじん切りにした新鮮なバジルの葉を加え、挽きたての胡椒をかけて、熱いうちに皿にもりつける。

味があります。

美味しい料理はそのまま病気への優れた処方箋というわけです。

赤（トマト）、オレンジ（ニンジン）、黄（ズッキーニ）、グリーン（サヤインゲン）と、彩りの良い野菜をふんだんに使いますが、作り方はいたって簡単。


野菜や果物など植物性と呼ばれる食品はバリエーションが豊富で、季節に応じてさまざまな味覚を楽しむことができます。

かつそうした食材が本来持つ風味をそこなわないように味付けされていれば、毎日食べて飽きがこないはずです。

繊細な味を好む私たち日本人にとって、オリーヴオイルや香辛料を用いた地中海料理は風味が新鮮で、美味しく感じます。


その一方で、おなじみの醤油や味噌などを使わず塩分の使用量が減るので、喉が渇かず食後感がさわやかであり、高血圧の予防にも優れています。

地中海式では野菜や豆などの食材を多く用いますが、こうした食物繊維の多い食材をよくかんで食べることで肥満のもとになる早食いに自然とブレーキがかかります。

このようにカロリー密度の低い野菜や果物、豆類などを美味しくゆっくりと食べることで、地中海式は肥満を防止するのです。

日常的に地中海式の食事をしている人には肥満や糖尿病が少ないことがスペインで行われた観察研究で確認されています。

また最近行われた信頼性の高い研究によれば、地中海式ダイエットは従来からある脂肪制限ダイエット、今はやりの糖質制限ダイエットと比べて遜色のない体重減少効果が認められ、また長期的にみて減少した体重が維持されたと報告されています。

ダイエットは継続しなければ意味がありません。

地中海式は基本的にこれを食べては駄目、あれを食べては駄目というダイエットではありません。適度であれば何でもオーケー。

継続するダイエットという点が地中海式の強みです。

肥満に限らず、地中海式ダイエットには心臓病、がん、糖尿病、認知症ほかさまざまな病気の予防効果があると報告されています。

4　世界無形文化遺産に登録されたダイエット

時空を超えて変わらない栄養学的モデル

２０１０年11月、ユネスコは地中海式ダイエットを世界無形文化遺産に登録しました。世界無形文化遺産の認定は２００３年に始まり、世界にあるさまざまな伝統文化、芸能、日本で言えば能や歌舞伎が認定を受けています。

食文化や料理の領域ではフランス料理、メキシコ料理、そして地中海式ダイエットが世界無形文化遺産として認定を受けました。

地中海式ダイエットを無形文化遺産に推薦したのは、イタリア、ギリシア、スペイン、モロッコの地中海沿岸四カ国です。つまりフランスのように、特定の国や地域の食文化ではなく、オリーヴオイルやワイン、穀物を始めとする農作物を特徴とする食事モデルが認定対象となったことがわかります。

ユネスコのホームページを見ますと、次のように書かれています。

「地中海式ダイエットの特徴は、時空を超えて変わらない栄養学的モデルである」と。

この声明は、地中海式ダイエットが地中海地域の伝統的な食文化であるにとどまらず、これまで地中海地域のみならず世界中で大勢の人々を対象に行われてきた数多くの疫学調査や臨床研究から、このダイエットが居住地域や人種に限定されず、さまざまな病気を予防し、良好な健康をもたらすことが科学的に証明されたことを意味しています。

おそらくこうした意味合いで、ある国の食文化が世界遺産に登録されることは今後ないと思います。

2013年の冬に日本の伝統的な食事が世界遺産に登録されましたが、いかに和食が素晴らしいと言っても、時空を超えて変わらない栄養学的モデルとなるには、和食には超えなければならないハードルは高すぎます。

確かに脂肪の摂取量の多い欧米諸国から、和食は美味しくて脂肪が少なくヘルシーであるとの評価を受けており、私も日本人として醤油や味噌、出汁を使った和食が大好きです。

しかし、国内外に居住する日本人や外国人を対象に、和食を何年も食べてもらって、食習慣と病気の関係を調べる調査などできっこありません。そもそも日本に住む私たちでさえ、日に三度、純粋な意味で和食を摂り続けている人がどれだけいるのか不明です。朝食はパンとコーヒー、昼は中華、夜は洋食という人も多いのではないでしょうか。

和食は昔から主食の米にみそ汁などの汁物、それに主・副菜を加えた一汁三菜などと言われますが、現代では和食の定義そのものがかなり曖昧です。

ところで、他所の国の食文化が「時空を超えて変わらない栄養学的モデル」などと評価されると、当然のことながらそれを快く思わない人たちがいます。

ユネスコの認定声明が出されたときも、地中海から離れたヨーロッパの国々でそのような反響があったようです。その多くは栄養学上の誤解や、たんに生まれ育った国の食事がいちばんだという愛国主義に根ざしていたようでしたが、さて、地中海から遠い日本の私たちは、どのような対応をすべきでしょうか。

ここでは三つの対応が考えられます。

一つ目は、対岸の出来事としてまったく気にしない（無視する）。

二つ目は、地中海式ダイエットが世界無形文化遺産として認定されたことはリスペクトするが、日本には日本の食文化があり、基本的にこれまでの食のスタンスは変えない。

三つ目は、健康に寄与すると評価されている地中海式ダイエットの理解を通じて、自国の食文化、現在の和食のあり方を見つめ直す。

さあ、あなたはどれを選びますか。

筆者は本書を手に取って読まれる方は、３つ目の考え方の人が多いのだろうと期待しています。

地中海式ダイエットは現実的な選択肢

南イタリアナポリ第二大学のジュリアーノ教授は次のように述べています。

「身体活動が中等度以下で脂肪の摂取率が中等度以上の人々にとって、地中海式ダイエットは現実的な選択肢である」と。

すなわち車やコンピュータが普及して慢性的な運動不足にもかかわらず、美味しいものが溢れている現代社会において、肥満や糖尿病といった病気が増えて、これまでの食生活の在り方では健康を保つことが難しくなってきた時、地中海式ダイエットの考え方を取り入れることは有益であるという意味です。

運動不足であると同時に食べ物が溢れているという現代人のライフスタイルは、そっくりそのまま日本にも当てはまると思いませんか。

筆者はイタリアやギリシア、スペイン、旧ユーゴスラビア、トルコ、チュニジアなどこれまで多くの地中海諸国を旅してきました。

そこで発見したことは、それぞれの国でハーブやスパイスなど調味料の使い方、また宗教上の理由や文化の違いによって食材の選択は異なるが、地中海の食事には決まった共通項があることです。

それはオリーヴオイル、穀物、新鮮な（あるいは乾燥）果物、豊富な野菜、魚、乳製品、香辛料から構成され、ワインは食事中に飲むことに加えて、食にそれぞれの国の土地柄が色濃く反映され、地域社会のアイデンティティが尊重されていることなどです。

医者である筆者は、何を置いても科学的に信頼を置ける疫学調査や臨床試験のデータをもとに、健康や長寿との関係からどんな食生活が望ましいのかということに重点を置きます。

しかしそれと同時に、地中海に限らず日本を含めて、伝統的な食文化を守るために、穀物や野菜、果物などの農作物や、漁労や酪農、畜産に関わる食品のよき生産者と、賢明な消費者との交流や連携が大事であるとも思っています。

そのような意味で、ユネスコの次のような声明は傾聴に値すると思います。

「地中海式ダイエットは、その景観から食卓にいたるまで、作物の栽培と収穫、漁撈、保存、調理、食事に関する知識と技術、伝統の集合である」。

第2章
地中海式ダイエットはどんな人にオススメか

地中海式ダイエットから生まれる健康効果はさまざまです。

心臓病、がん、認知症などを予防する食事として世界中から賞賛の声が上がっています。

その理由は、もともと地中海地方の家庭料理がベースになっている地中海食によるさまざまな病気の予防効果は、イタリアやギリシアなど地中海諸国に限らず、異なった文化背景をもつ国々でも同様に認められたからです。


どんな病気の予防効果があるのかは第4章で詳しくお話ししますが、この第2章では、今すぐにこのダイエットに取り組んでいただきたい人は誰かというお話をします。

それは誰かというと、長年肥満で悩み、最近の検診でメタボを指摘され、動脈硬化と将来の心血管病のリスクの高い人たちです。

というのは、肥満、メタボリックシンドロームは日常の食生活を変えることで目に見えて改善するので、その結果として動脈硬化や心臓病のリスクを低下させることが可能になるからです。

肥満やメタボ、動脈硬化、心臓病を予防するダイエットとして、現在、地中海式ダイエットは世界チャンピオンです。

1　巷にあふれるさまざまなダイエットが失敗する理由

長続きしないダイエットでは意味がない

地中海式ダイエットを知っていただきたい人は、これまでさまざまなダイエット法を試みては失敗し、リバウンドを繰り返してきた人たちです。

世の中にはダイエットに関する情報が山ほどあります。

本屋に行けば○○ダイエットという題名の本がずらりと並んでいるし、テレビを見ればダイエット食品やダイエット用運動器具の宣伝コマーシャルが溢れ、素晴らしいボディをした美男美女のモデルが登場して視聴者の目を釘付けにします。

そのダイエット食品を食べるだけで彼らのような体型になるとはにわかに信じられないけれど、一度くらいは試してみようという気になって、決して安価ではない商品を購入する人も少なくありません。

実際ある人はそれでダイエット（減量）に成功します。

しかし悩ましいことに、一度減量に成功した体重をいかに維持するのかという問題はいぜんとして未解決のままなのです
まさか一生涯そのダイエット食品を食べ続けることなどできないし、購入した運動器具を使って、来る日もくる日も単調な運動を続けることなど不可能な話ですから。

特定の栄養素を制限するダイエットは長続きしない

地中海式ダイエットは、まずこれまでいろいろなダイエットを試してみてうまくいかなかった人に勧められます。

その最大の理由は、地中海式ダイエットは食事制限という意味合いを持たずに、適度であれば何でも食べてよい、別のいい方をすれば本当の意味で食を楽しむダイエットであるからです。

つまりリバウンドを起こさないで長続きする、継続が可能なダイエットが地中海式なのです。

《長続きするダイエットの条件》

① 栄養素が過不足なくとれて、バランスがよい。
② 変化に富んでいる。
③ 旬の食材を重視する。
④ 調理が簡単である。
⑤ 美味しい。

巷にあふれるほとんどすべてのダイエットは長続きをせず、リバウンドを起こします。

それはなぜでしょうか。特定の食べ物はいくら食べてもよいが、ある物は食べてはいけない（極端に制限しなければならない）というダイエットセオリーだからです。

でもすべての食べ物はそれぞれ異なった栄養価をもつはずなのに、そのなかである物は食べてよいがある物は食べてはいけないということがあるのでしょうか。

そんなことを長く続けていて、健康は保たれるのでしょうか。

2　炭水化物や脂肪の摂取が太る根本原因ではない

炭水化物や脂肪そのものが悪玉ではない

炭水化物（糖質）をとると太りやすいと言われます。

それは余分に摂取したカロリー（炭水化物）がインスリンの働きによって脂肪に変換されて、脂肪組織に蓄積されることを意味しています。

しかし余剰なカロリーは炭水化物に限らず、タンパク質でも脂肪でも同じように脂肪に変わるので、炭水化物だけが脂肪に変わる（太りやすい）ということはありません。

ハーバード大学パブリックヘルス校、栄養部門主任教授のウォルター・C・ウィレット博士は、地中海式ダイエットの推奨者でもありますが、次のように述べています。

「カロリーはカロリーである。脂肪カロリーや炭水化物カロリーというものはない。身体は3つの栄養素（炭水化物、タンパク質、脂肪）を同じように脂肪に変える」と。

つまり食事に含まれる脂肪だけが体の脂肪を作るのではありません。

また1日の食事から得るカロリーの大半を占める炭水化物がタンパク質や脂肪より体重

増加の原因となる理由は、摂取カロリーに見合った消費（運動）が少ないためなのです。
そのような理由で、食事から炭水化物や脂肪を摂ってはいけないということはないのです。

炭水化物や脂肪のとり方が問題

消化吸収の作用によって、食事からとった炭水化物はブドウ糖に、脂肪は脂肪酸に変わり、それぞれ血液中に放出されます。

血中のブドウ糖が上がるとすぐに膵臓からインスリンが分泌されます。ブドウ糖とインスリンの上昇はどちらも視床下部の食欲中枢にブレーキをかけて食欲を抑制します。

ただ、消化しやすい炭水化物をとると過剰にインスリンが分泌され、反応性に低血糖を起こすので、食後にもかかわらずまた空腹感が生じます。

また脂っこい食事をとると、血中の脂肪酸が増えますが、この脂肪酸が上昇すると食欲中枢が亢進して食欲が増します。

つまり、消化しやすい炭水化物（高GI食品、第4章　3肥満、糖尿病を参照）や脂肪の多い食事には、食欲を亢進させる作用があるので注意が必要です。

しかし炭水化物や脂質の摂取そのものが太る原因になるということではありません。

２００8年イスラエルの研究者によって、食事中からバランス良く栄養をとる地中海食で優れたダイエット効果が認められたとする研究結果が*NEJM*という雑誌に発表されました。

平均ＢＭＩ31の肥満男女が三つの食事法、つまり、地中海食、低脂肪食、低炭水化物食の3グループに分かれて、2年間ダイエットを続けたのです。

炭水化物と脂肪のどちらも程よく摂る地中海食は、現在人気の高い低炭水化物食と同等の減量効果があり、一方で、低脂肪食のグループの減量率は少なめでした。

この研究は、食事中の炭水化物や脂肪を制限することはダイエット（体重減少）のために必ずしも必要ではないことを示しています。

このダイエット研究にはさらに重要な結末がありました。

2年間の試験が終わった後、さらに4年間、ダイエットが始まって合計6年経ったときにリバウンドを起こした人たちが相当数いましたが、低炭水化物食、低脂肪食グループに比べて、地中海食のグループではリバウンドが最も少なかったのです。

このことは特定の栄養素を制限するダイエットより、程よく何でも食べて栄養バランスに優れたダイエットが長続きすることを表しています。

3　太りやすい体質とは

太りやすさを決める遺伝子

余剰なエネルギーを脂肪として蓄えやすい人がいます。

逆に言うと、太りやすい体質とは脂肪をエネルギーとして燃やすことが苦手なのです。

肥満は両親から受け継いだ遺伝的な素因に、運動不足など環境要因が加わって発症します。

太りやすい体質とはこの遺伝子の働きによるもので、別名エネルギー倹約遺伝子と言われます。

倹約遺伝子とは、すぐに食事にありつけない厳しい自然環境の中で、人間が余剰なエネルギーを効率よく脂肪として蓄えるために獲得した遺伝体質のこと。

そうした体質を持った人の方がより生存に有利だったのは遠い昔の話で、飽食の現代では逆に脂肪がつきやすい体質になります。

太りやすさを決める代表的な遺伝子は大きく二つに分けられます。

一つは基礎代謝に関わるもの、もうひとつは食行動に関わるものです。

《肥満遺伝子》

① 基礎代謝に関わる遺伝子　β3アドレナリン受容体遺伝子
　　　　　　　　　　　　　脱共役タンパク遺伝子

② 食行動に関わる遺伝子　ＦＴＯ遺伝子

肥満遺伝子検査で基礎代謝と食行動の異常がわかる

基礎代謝に関わる代表格はβ３アドレナリン受容体遺伝子で、日本人の３人に１人はこの遺伝子の異常をもっています。

この遺伝子は脂肪細胞での熱の産生や脂肪分解に関わっているので、そこに異常があると脂肪の分解が抑制され、基礎代謝が２００キロカロリー低下します。

ちなみに基礎代謝は日本人男性で１５００キロカロリー、女性で１２００キロカロリーほど。一日の消費エネルギーの７割を占めています。

このβ３アドレナリン受容体遺伝子の異常は、内臓脂肪型肥満（インスリン抵抗性）や高血圧の人に多く見られます。

次に多いのは脱共役タンパク遺伝子で、日本人の十数%にこの遺伝子の異常が認められます。

この遺伝子も脂肪細胞での熱産生を調節し、異常者では基礎代謝が１００キロカロリー低下して太りやすくなります。

私のクリニックでも肥満遺伝子を調べています。

しかし困ったことに、太っている人に必ずしも右記のような遺伝子の異常が見つかる訳ではありません。

つまり太っているからといって、ふつうの人より基礎代謝がより低いという結果は得られない人も大勢いるのです。

このような人たちには偏食など食行動に問題があることが多く、ＦＴＯ遺伝子（脂肪量および肥満関連遺伝子）の異常が見つかることがあります。

この遺伝子の変異がある人は高カロリー嗜好で、脂肪が多く甘いものを好む傾向があるので、そうした食習慣を直していかないといけません。

こうした肥満に関わる遺伝子検査は簡単に受けられるので、自分がどんな体質かを知っておくことは大事でしょう。

図表1　肥満遺伝子検査結果

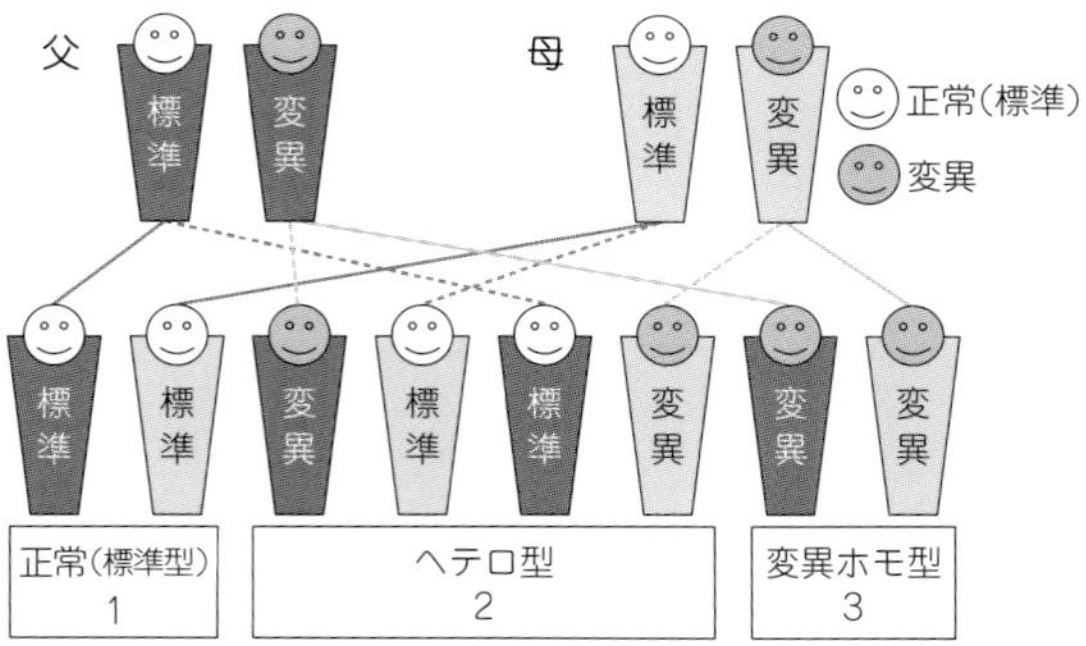

分析は３タイプに判定	
人の遺伝子は、父親と母親の２つの対立遺伝子の組み合わせで判定します。	
正常ホモ型(標準) 1	両方の親から正常型を受け継いでいます。
ヘテロ型 2	片方の親から正常型を、もう片方の親から変異型を受け継いでいます。
変異ホモ型 3	両方の親から肥満に関わる変異型を受け継いでいます。

分析結果　　※○は、あなたに該当するタイプです。

対象遺伝子多型	正常ホモ	ヘテロ	変異ホモ	分析結果	判定	31311タイプ
《食行動調節系遺伝子》						食行動
FT0（9939609多型）	×	×	○	変異ホモ型	3	高カロリー嗜好タイプ
FT0（1558902多型）	○	×	×	標準型	1	−
《エネルギー代謝調節系遺伝子》						基礎代謝変化量
ADRB3(Trp64Arg多型)	×	×	○	変異ホモ型	3	−215kcal/日
UCP1（A-3826G多型）	○	×	×	標準型	1	0kcal/日
ADRB2(Arg16Gly多型)	○	×	×	標準型	1	0kcal/日

様の分析結果は	高カロリー嗜好タイプ内臓脂肪型肥満	−215（kcal/日）

（DNA SLIM　分析レポート　EBS株式会社より改変）

4　肥満は遺伝的素因に環境要因が加わって発症する

ライフスタイルの変化が肥満の増えたほんとうの理由

繰り返しますが、遺伝子の異常から太りやすい体質を持っていたからといって、その人が全員太る訳ではありません。

太りやすい体質を持った人が食べ過ぎたり運動不足だったりしたとき、初めて肥満になるのです。

第一に、それは食事からのカロリーの摂り過ぎということです。

食事から摂られた余剰なエネルギーは、それが糖質であれタンパク質であれ脂肪であれ、すべて体脂肪に変わるのです。

このことは、太りやすい体質があるないにかかわらず誰でも同じことなのです。

ですから遺伝的に基礎代謝が低い肥満遺伝子を持った人でも太らないですむ人はいるし、肥満遺伝子を持たない人でも太っている人は大勢いるということです。

この事実はこの数十年で急激に肥満人口が増えてきた現象をよく説明しています。

肥満者が増えた理由は、肥満遺伝子を持った人が急に増えたわけではなく、ライフスタイル、環境の変化によるものなのです。

炭水化物の摂りすぎはよくない

ここで大事なポイントは、炭水化物は一日の摂取カロリーでもっとも多くの割合を占めているということです。

そこで、日常運動不足の人はとくに炭水化物の摂り過ぎに注意が必要なのです。

なぜなら、余剰なカロリーはインスリンの働きによって脂肪組織に脂肪として置き換えられるからです。

しかし、だからと言って炭水化物を摂ってはいけないという理由はありません。

炭水化物を多く含む穀物、野菜、果物は、ビタミン、ミネラル、食物繊維と併せて、フィトケミカルとよばれる植物性化学物質の宝庫です。

フィトはギリシア語で植物の意味で、植物には抗酸化作用や抗炎症作用のあるポリフェノールなど数多くの有効成分が含まれており、もし野菜や果物が食べられないということになれば、私たちの健康に大きな障害を引き起こすことでしょう。

糖質制限ダイエットでは穀物以外に、かぼちゃや人参、さつまいもなど抗酸化作用の強いβカロチンが豊富な野菜、イソフラボンの多い大豆やインゲン豆など豆類、ビタミンとミネラルが豊富な果物全般が食べてはいけない食品としてあげられているのです。

5　糖質制限ダイエットは問題が多い

ここで考えなければいけないことは、炭水化物を摂ったとき脂肪合成を促すインスリンの作用をうまく調整することができないかということです。

過剰なエネルギーを脂肪に置き換えるインスリンの働きを何とか抑えられないものでしょうか。

食事中の炭水化物は消化されるとブドウ糖となって吸収され血液中に運ばれます。

過剰なブドウ糖はインスリンの働きによって、一部が肝臓や筋肉にグリコーゲンとして蓄えられ、残りは中性脂肪に合成されて脂肪組織に蓄えられます。

今はやりの糖質制限ダイエットはここに目をつけたダイエット法です。

食事中の炭水化物を極力排して、肉やチーズ、卵は食べ放題。すると血糖値は低く抑えられ、インスリンレベルが下がり減量が可能になります。

しかし炭水化物を摂らないために肉など脂肪摂取の増加によって、長期的に見て動脈硬化が進行する恐れがあります。

肉に含まれる飽和脂肪酸やコレステロールの影響が、十年後二十年後にどのような形で現れるか、現状では予測がつきません。

インスリンレベルの低下がもたらす副作用

植物性食品に含まれる炭水化物を制限すると、当然、動物性食品が増え、高タンパクの食事になります。

すなわち、タンパク質の代謝にかかわる肝臓や腎臓の負担が増すので、こうした内臓が悪い人には危険です。

またタンパク質の摂取が増えると尿中のカルシウム排泄が亢進して骨粗鬆症が進行し、尿路結石などの合併症が起きる不安もあります。

脳にはどんな影響が及ぶでしょうか。

インスリンの働きによって、肝臓、筋肉ではブドウ糖が取り込まれてグリコーゲンを増やし、脂肪組織では余剰なブドウ糖から中性脂肪を合成するのですが、脳もそれに負けず劣らずインスリンが作用する大事な臓器です。

脳の活動に必要な主たるエネルギー源はブドウ糖なので、インスリンレベルが過度に下がるとブドウ糖を十分に得られなくなり集中力が低下します。

こうしたとき脳は飢餓状態の緊急信号を発して、副腎皮質からコルチゾールの分泌を増加させます。

すると、このコルチゾールは筋肉中のタンパク質を分解してブドウ糖に変えようとするので、筋肉量が落ちてやせにくい体質になります。

食後血液中に放出されたブドウ糖が、脳を始めとして身体の細胞のエネルギーになるためにインスリンが必要なのです。

インスリンは血糖を下げる唯一のホルモンで、逆に血糖を上げるホルモンがアドレナリン、グルカゴンなど複数あるのと対照的です。

その一つの理由として、人間の身体で脳の活動がもっとも重要であり、血糖が下がりすぎないように幾重にも安全装置がはりめぐらされていると考えられています。

《糖質制限ダイエットの問題点》
① 長期的にみて動脈硬化が進行する恐れがある。
② 肝臓や腎臓に余計な負担をまねく。
③ 脳に十分なブドウ糖が供給されず、集中力が低下する。
④ ビタミン、ミネラルなど微量栄養素の不足をまねく。

6 すべての炭水化物は同じではない

一日の摂取エネルギーの中でもっとも多くの割合を占めている炭水化物。

私たちは、およそ50から60%の摂取エネルギーを炭水化物で、残りをタンパク質と脂肪から摂っています。

日常活動で使い切れない量の炭水化物を摂れば、余計にインスリンが分泌されて脂肪がつき太る、これが運動不足の現代人の宿命なのでしょうか。

早くやせたいと思うあまりに糖質制限ダイエットを試みる前に、すべての炭水化物は同じではないということを考えてみましょう。

カロリーの大半は炭水化物によって供給されているけれども、その炭水化物とはどんなものなのか。

私たちが通常主食として食べる白米のご飯や精製小麦から作られたパンなどが日常のカロリーの大部分を占めています。

白米やパン、麺類に含まれる炭水化物はでんぷんで、複合炭水化物に分類されますが、精製されたこれらの食品は胃腸で消化酵素の影響をうけ、すばやく消化吸収されるので、膵臓からのインスリン分泌を刺激しやすいのです。

加工されていない植物性食品から糖質を摂るメリット

穀類、野菜、果物など糖質を多く含む食品は数多くあります。

あなたは自然のままの野菜、豆類、ナッツ、果物、あるいは精製度の低い穀物の摂取を心がけていますか。

最小限にしか加工されていない植物性食品は、程よく食べていれば過剰なインスリン分泌を促すことは少ないでしょう。

こうした植物性食品は季節に応じてさまざまな種類が出回り、変化に富んでいるので飽きることがありません。

さらに彩り豊かな野菜や果物から、ビタミン、ミネラル、フィトケミカルと呼ばれる抗酸化物質が摂れるのです。

フィトケミカルは野菜や果物の色素で、最近注目されている栄養素で、身体の中で活性酸素の働きを消す抗酸化物質として働き、老化やがんを防ぎます。

7　地中海式ダイエットはインスリンを刺激しにくい

食物繊維が豊富な全粒穀物は消化が緩やか

彩りの良い豊富な種類の植物性食品を毎日とることが地中海式です。

主食を例にとって話を進めましょう。

たとえば主食の米にしても、白米だけ食べ続けると太る人が多い事実があります。

地中海式では単なる穀類ではなく、全粒穀物の摂取を勧めています。

最近は玄米や五穀米などを食べる人が増えており、これはまさしく地中海式スローフードの実践です。

そうすることによってより多くの食物繊維と胚芽に含まれる栄養素を併せて摂ることになり、ご飯茶碗一杯という同じカロリーで考えても、白米に比べて消化吸収が緩やかで血糖が上がりにくく、インスリンを急上昇させにくいメリットがあります。

サラダの付け合わせに全粒穀物をとる

ところで、玄米や五穀米はサラダの付け合わせとして食べると美味しいことをご存知ですか。

我が家では、妻がカポナータという色鮮やかで栄養価の高い野菜料理をよく作ります。調理は簡単で、なす、ズッキーニ、パプリカなどをオリーヴオイルで炒めて、好みでワインを加えます。

夏なら冷蔵庫に入れて冷やして食べると美味しいし、冬ならレンジで暖めればよいのですが、私はこの付け合わせとして五穀米を食べるのが好きです。

白米のご飯は主菜（肉や魚などのおかず）と組み合わせて食べると、ついつい食べ過ぎることがありますが、これなら食べ過ぎる心配はありません。

ぜひ、サラダの付け合わせとして穀物を摂ってみてください。

その際、穀物はなるべく全粒のものを用いるのが太らない（余計に食べ過ぎない）こつです。

五穀米を付け合わせたカポナータ

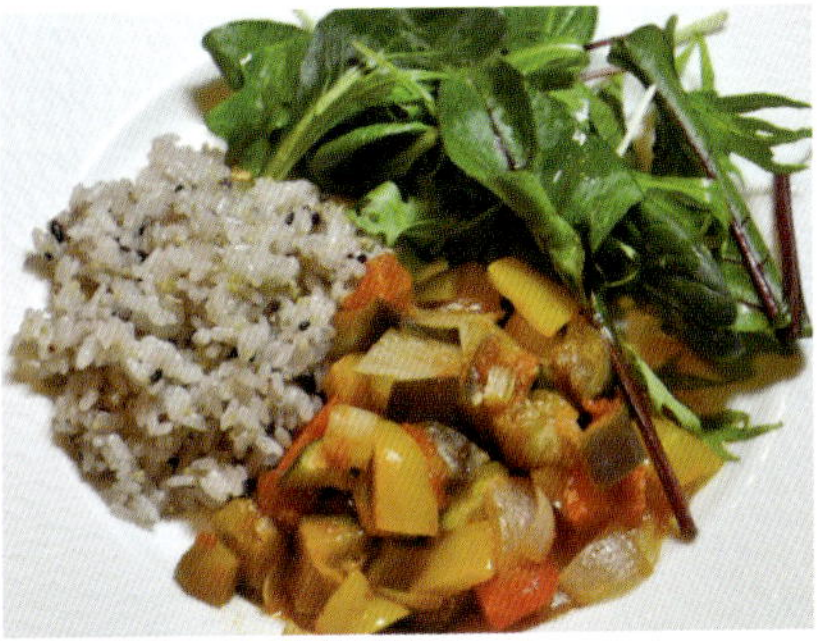

●材料（4人前）
ナス2個、パプリカ赤・黄各1個、ズッキーニ1本、セロリ1本、玉ねぎ1個、熟したトマト200g、オリーヴオイル大匙4、辛口白ワイン100cc、塩・胡椒 少々

●作り方
①野菜は数cm角に切る。
②フライパンにオリーヴオイルを熱し、玉ねぎ、ナス、ズッキーニ、セロリ、最後にパプリカを入れて軽く炒め、塩を少々ふる。
③火を強くして白ワインを注ぎ、アルコール分を蒸発させる。
④ざく切りしたトマトを加え、中火で約15分間煮る。
⑤塩、胡椒で味を調え、冷まして味をなじませる。
⑥五穀米を付け合わせ、オリーヴオイルをふって、香りを添える。

軽く塩をふってもよいし、オリーヴオイルやビネガーを調味料として野菜感覚で食べることをお勧めします。
玄米や五穀米はオリーヴオイルとの相性がとてもよいのです。

実際、西洋ではお米は野菜の一部のように料理に使われることが多いのです。
大麦やスペルト小麦をやはりサラダの具材として、葉野菜の上にパラパラとふりかけて食べるのも食感がよくなります。

穀物と豆類は相性がよい

もうひとつの工夫は、穀物に豆を加えることで、糖質の吸収が緩やかになるということです。

日本ではご飯に納豆をかけて食べますが、イタリア料理では豆を使ったパスタ料理があります。

穀物と豆の組み合わせは、互いに不足しているアミノ酸を補い合って栄養価をたかめるという役割があるのです。

パスタの原料は硬質小麦（デュラム）を粗くひいたセモリナ粉で、パスタ自体もアルデンテに茹で上げて食べるので、白米やパンに比べるとブドウ糖がゆっくりと吸収されインスリンを刺激しにくい利点があります。

私も大好きなレシピをご紹介します。そのレシピとは「ひよこ豆を使ったパスタ」です。ほくほくとした食感のひよこ豆にセロリなどの香味野菜を併せてソースをつくり、それを熱々のパスタとあえると、何とも言えず風味のあるパスタ料理になります。

ひよこ豆のパスタ

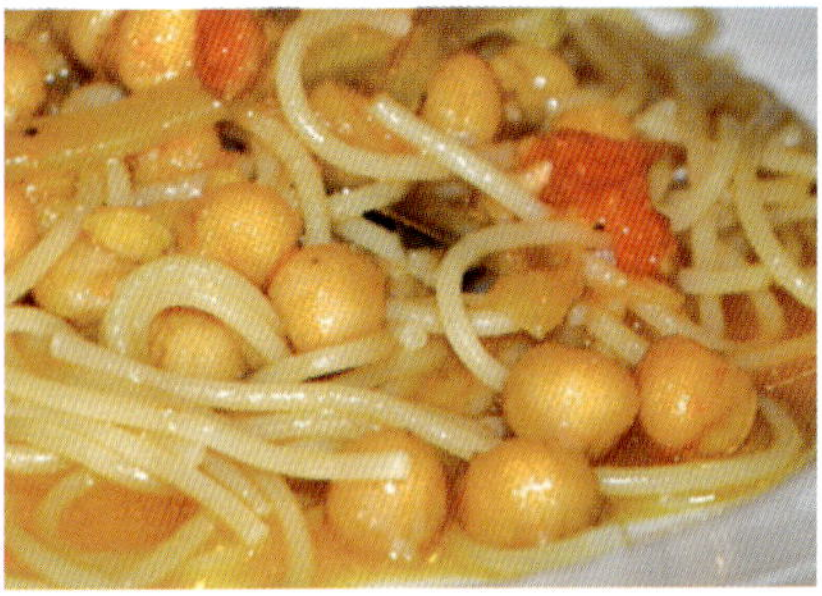

●材料（4人前）
ひよこ豆（水煮缶）400g、スパゲッティ320g、アンチョビフィレ2枚、セロリ1本、ニンニク1片、ローズマリー1本、ベイリーフ1枚、赤唐辛子1本、ホールトマト2個、オリーヴオイル100cc

●作り方
①鍋にオリーヴオイルを入れ、スライスしたニンニクを炒め、色が付いたらアンチョビフィレを加える。そこにひよこ豆、ローズマリー、ベイリーフ、セロリ、トマトを加えて、約15分、ひよこ豆が柔らかくなるまでとろ火で煮る。
②赤唐辛子を加え、塩、胡椒で味を整え、スープが煮詰まってきたら、ベイリーフと目に見えるローズマリーの残りかすを取り除く。
③その間に別の鍋で、半分に折ったスパゲッティをアルデンテに茹でる。
④茹で上がったスパゲッティを②に加えて、冷めないうちに皿に取り分ける。

豆は良好な植物性タンパク質と糖質、脂質を含みますが、その糖質の吸収はゆるやかなスローフードであり、パスタと合わせるとスロースローになります。

ひよこ豆は水煮の缶を使えば、前準備もいらず、調理は簡単です。

主食となる穀類は、私たちにとって日々の主要なエネルギー源です。

しかし全粒穀物を選び、豆類などと併せて食べるなど摂り方を工夫することで、一回の穀物の摂取量を調整し、インスリンを過剰に刺激しなくてすむようになります。

8　運動不足の現代人が白米を主食として摂りすぎることの危険

日本食は炭水化物が多い

ここで今一度、私たち日本の食事におけるエネルギーの摂り方を考えてみます。

日本人の食事というのは、米を主食に、少量のタンパク質と脂質を合わせて摂るという典型的な高炭水化物食でした。

ご飯にみそ汁、納豆に焼き魚、漬け物という組み合わせです。

アジア人と同じく日本人も、かつてはやせて活動的な生活を送っていたために太る心配はありませんでした。

しかしデスクワークが肉体労働に取って代わると、摂取エネルギー量は同じでも糖質エネルギー過剰となり、肥満が問題になってきました。

日本人と同じ体質を持っていると考えられる中国人で、最近富裕層と呼ばれる人たちに肥満と糖尿病が増えて大きな問題となっているのは、日本と同じ事情によります。

よく精製された炭水化物（例えば白米、パン、うどんなど）はすばやく消化吸収されるので、活発に動き回っている人にとっては好都合なエネルギー源です。

しかし現代日本人にとっては、このような炭水化物主体の食事を続けると、血糖値、インスリン、中性脂肪値が上昇し、さらにＨＤＬ（善玉）コレステロールが低下します。

そこで肥満、糖尿病、さらに心血管疾患が増えてくるのです。

主食の摂り方がダイエットの決め手

そこで健康を志向する私たちが最初に考えなければならないことは、主食となる穀物の摂り方についてです。

穀物、野菜、果物に含まれる炭水化物が私たちの摂っているカロリーの大部分を占めています。

なかでもいろいろな種類の全粒穀物から炭水化物を摂ることが大事です。

それは、全粒小麦のパン、玄米、全粒のパスタ、つなぎ（小麦配合）の少ないソバなどです。

朝食で食べる精製小麦の白パンを全粒パンに変えてみる、また昼には玄米や麦ご飯の定食を選んでみる。

こうした選択は、間違いなくあなたのダイエット計画を後押しするでしょう。
スローで健康的な食事は、主食の摂り方によって決まるといっても過言ではありません。

地中海式ダイエットは、狭い意味でのダイエット（減量）にとどまりません。

食べ物の持つさまざまな栄養素の働きを最大限に活かすことによって病気を予防し、現在のあなたの健康状態を高めるダイエット（食事法）です。

地中海式の特徴の一つは、穀物を始めとして野菜や果物など豊富な植物性食品に含まれる炭水化物から、日々の活動のエネルギーを得ることです。

特に主食となる穀物について、消化吸収の過程が緩やかで、血糖の上昇もゆっくりとなりインスリンを刺激しにくいものを選ぶことが大事だとお話しました。

食事をゆっくり味わうことは肥満の予防にもきわめて重要なことですが、こうしたインスリン刺激の少ない食べ物をよくかんで食べることにより、脳内でヒスタミンという物質が作られ、これが食欲中枢に働きかけて食べ過ぎにブレーキをかけることもわかっています。

9　身体によい脂肪と悪い脂肪

脂肪は適量摂っていれば満腹感を得やすい

脂肪の摂り方についてはより慎重でなければいけません。

食事中の脂肪成分は、たくさん摂りすぎると脂肪酸が食欲を亢進させて過食につながります。

また脂肪は1グラムあたり9キロカロリーのエネルギー量があり、炭水化物やタンパク質（各々1グラムあたり4キロカロリー）に比べて倍のカロリーがあるので、摂りすぎは禁物です。

しかし一方で、脂肪をほどよく含んだ料理は、食べると胃腸など消化管の動きをゆっくりにして、満腹感を得やすくする作用もあります。

イタリア料理のパスタの腹持ちが良い理由は、アルデンテにゆでられたパスタをよくかんで食べることに加えて、調理にオリーヴオイルを用いていることも関係しているのです。

こうした事実を頭に入れておきながら、ぜひ覚えておいていただきたいこと。それは摂った脂肪の種類があなたの健康状態に大きな影響を及ぼすということです。
脂肪は単位重量あたりのカロリーが高いので摂り過ぎには注意が必要です。しかし食事中の脂肪は総摂取量より、脂肪の種類ごとの摂取量が大事なのです。

総脂肪量より脂肪の種類が大事

ある日の昼どき、サラリーマンのあなたが仕事の手を休めてランチに出かけたとしましょう。

残業もあるし、しっかり腹持ちするものを食べたかったあなたには、親子丼、エビ天丼、牛丼と、三種類の定食が選択肢としてあります。

定食の付け合わせのサラダやみそ汁は除いて、丼ものだけをみた総カロリーは親子丼600キロカロリー、エビ天丼740キロカロリー、牛丼885キロカロリーの順に高くなります。

ご飯（炭水化物）の量は250グラム（茶碗2杯分）でどれも同じ。鶏肉、エビ、牛に含まれるタンパク質量もほぼ同じと考えます。

ということは、三つの丼物のカロリーの違いは脂肪総量の差から生じているということがわかります。

親子丼では鳥肉の脂肪分が少ないこと、天丼はえび本体より天ぷらの揚げ油（衣部分）で脂肪分が若干高くなり、牛丼では牛バラが桁違いに脂肪を多く含むために、上記のようなカロリー差が生じてくるのです。

一般的に、鶏肉は牛肉より脂身が少なく健康的であり、エビなど魚介類は身体に良い脂質を含むと聞いているのでこれもよし、しかし揚げ物はカロリーが高くなるので注意しようと考えます。

ここで大事なことは、カロリー計算とは別に脂肪の摂り方には優先順位があるということです。

身体にとって植物性脂肪は動物性脂肪より好ましく、動物性脂肪は魚、鶏肉、獣肉の順に、現代人の健康にはメリットがあるのです。

脂肪酸の種類で脂肪のよしあしがわかる

食事からとる脂肪は中性脂肪という形で身体に取り込まれます。

中性脂肪はグリセオールに三つの脂肪酸がくっついてでき上がっています。その脂肪酸

図表2　各脂肪酸の特徴と疾病の関係

脂肪酸名	特徴	多く含む食品
飽和脂肪酸 ラウリン酸、ミリスチン酸 パルミチン酸 ステアリン酸	LDLコレステロール、中性脂肪増加、動脈硬化のリスク上昇、インスリン抵抗性の悪化 LDLコレステロール低下	ココナッツ油、パーム油 バター、牛豚肉（ロース） ココアバター
一価不飽和脂肪酸 オレイン酸	LDLコレステロール低下、HDLコレステロール増加、動脈硬化のリスク低下、インスリン抵抗性の改善	オリーブ油、菜種油、ナッツ、アボカド
オメガ6系多価不飽和脂肪酸 リノール酸 γ-リノレン酸 アラキドン酸	必須脂肪酸、不足で皮膚炎、脱毛、発育障害、 LDLコレステロール低下、HDLコレステロール低下、過剰摂取で血栓性疾患、過酸化脂質の増加、炎症促進	紅花油、コーン油、大豆油、胡麻油 昆布、月見草油 レバー、卵
オメガ3系多価不飽和脂肪酸 α-リノレン酸 EPA DHA	必須脂肪酸、不足で皮膚炎、脱毛、発育障害 中性脂肪低下、HDLコレステロール増加、 動脈硬化のリスク低下、抗炎症作用、抗血栓作用、過剰摂取で出血性疾患、過酸化脂質の増加	しそ油、えごま油、亜麻仁油 イワシ、サバ、サンマ、ブリ、マグロ（トロ）、カツオ（秋獲）、タイ
トランス脂肪酸	LDLコレステロール増加、HDLコレステロール低下、動脈硬化のリスク増加	マーガリン、ショートニング

は大きく4種類に分けられます。

飽和脂肪酸、一価不飽和脂肪酸、多価不飽和脂肪酸、それにトランス脂肪酸の4つです。

食事に含まれる中性脂肪の血中コレステロールへの影響は、これらの脂肪酸の性質によってきまります。

飽和脂肪酸

飽和脂肪酸は骨格となる炭素原子が隣りの炭素原子と単結合し、直線の鎖のような形をしています。

牛、豚、羊などのロース肉や、バター、チーズといった乳製品など動物性食品に多いのですが、例外的にヤシから作られるパーム油やココナッツ油など植物油にも含まれています。

豚の脂身から作られたラード、フライパンで加熱調理したあとのベーコン、ハンバーグから垂れたものなど、飽和脂肪酸は常温では固形（脂）です。

ラウリン酸、ミリスチン酸、パルミチン酸などの飽和脂肪酸は食品から摂った量に比例してLDL（悪玉）コレステロールが増加し、虚血性心疾患のリスクが増えます。

それで肉やバターの摂取は控えなければならないのです。

飽和脂肪酸の中で、ステアリン酸は例外的にＬＤＬコレステロールを低下させる作用があります。カカオ豆の脂肪成分であるココアバターは、このステアリン酸とあとに述べる一価不飽和脂肪酸（オレイン酸）が主成分です。

一価不飽和脂肪酸

一価不飽和脂肪酸の代表はオレイン酸です。一価不飽和脂肪酸は炭素骨格の1カ所でふたつの炭素原子が二重結合でつながっていて、分子の形は折れ曲がった鎖になります。オリーヴオイルの他に、キャノーラ油、ピーナッツ油も一価不飽和脂肪酸を多く含み、アボガド、ナッツ類にも多く含まれ、室温では液体（油）です。

飽和脂肪酸の代わりに一価不飽和脂肪酸を摂るとＬＤＬ（悪玉）コレステロールは減少、ＨＤＬ（善玉）コレステロールは増加するために、心臓病を予防します。また一価不飽和脂肪酸は、後に述べる多価不飽和脂肪酸と異なり、酸化安定度が高く、ＬＤＬコレステロールの酸化を起こしにくいメリットがあり、こうした特性が動脈硬化に予防的に働きます。

また糖代謝への影響として、飽和脂肪酸がインスリン抵抗性を悪化させるのに対して、一価不飽和脂肪酸はインスリン抵抗性を改善することが知られています。

多価不飽和脂肪酸

多価不飽和脂肪酸は二カ所以上で二重結合があり、その分子は二度折れ曲がっています。その最初の二重結合が炭素骨格の端から何番目にあるのかによってオメガ3（魚油、亜麻仁油、しそ油）と、オメガ6（紅花油、ひまわり油、コーン油などの植物油）にグループ分けされます。

人間は体内でオメガ3やオメガ6脂肪酸を合成できないので、これらは必須脂肪酸ともいわれます。摂取不足により皮膚炎や、脱毛、発育障害を引き起こしますが、過剰摂取により動脈硬化を促進させることがあります。

脂質代謝の面では、紅花油などオメガ6脂肪酸を含む植物油は、LDL（悪玉）コレステロールを低下させるもののHDL（善玉）コレステロールも低下させるので、心臓病の予防効果が相殺されてしまう欠点があります。

一方、オメガ3脂肪酸には中性脂肪を減らし、HDLコレステロールを増加させるという動脈硬化予防作用が認められています。

一般的に、多価不飽和脂肪酸は活性酸素の作用を受けやすく過酸化脂質に変化します。ＬＤＬ（悪玉）コレステロール中の多価不飽和脂肪酸が酸化されると、本当の悪玉と呼ばれる酸化ＬＤＬコレステロールとなり動脈硬化が一気に加速します。

多価不飽和脂肪酸のもう一つの特徴は、生体細胞膜に多く存在し、炎症、アレルギー、血栓形成などに関わる多様な生理活性物質を産生することです。

例えば、オメガ6脂肪酸の代表であるリノール酸を含む植物油、あるいはレバーや卵を摂りすぎると体の中でアラキドン酸が増え、炎症や血管収縮、血栓促進をもたらす生理活性物質が産生されて、動脈硬化や心疾患、アレルギー性疾患が増加すると考えられています。

一方、オメガ3脂肪酸のαリノレン酸から体内で変換されるＥＰＡ（エイコサペンタエン酸）は、血栓の形成や炎症を抑える生理活性物質を創り出して、心疾患や脳卒中の予防と治療、リウマチなど自己免疫疾患に有効であると考えられています。

もう一つのオメガ3脂肪酸であるＤＨＡ（ドコサヘキサエン酸）は、ＥＰＡ同様魚油に多く含まれ、体の中で脳の細胞膜の構成成分となり、認知症の予防にも重要であると報告されています。

こうした理由で、一般的に飽和脂肪酸、一価不飽和脂肪酸、多価不飽和脂肪酸の摂取比率は3対4対3の割合で、多価不飽和脂肪酸については、リノール酸の多い植物性油（オメガ6）を摂り過ぎず魚油（オメガ3）が不足することがないように、オメガ3とオメガ6は1対4の割合で摂るのがよいとされています。

以上お話しした各種脂肪酸は、脳梗塞や心筋梗塞などの心血管病、メタボリックシンドローム、アトピーなどアレルギー性疾患、血栓症、出血傾向など、必須脂肪酸やオメガ3脂肪酸の不足、あるいは過剰摂取が疑われる場合に測定します。早朝空腹時に血液検査をすることで測定できます。

トランス脂肪酸

植物性油に水素を加えて化学処理してできた油がトランス脂肪酸です。

代表例はマーガリンで、原料となる植物性油を常温で固形にするために、工業的に化学処理して作られています。

それ以外には植物ショートニング油、菓子パンやクッキー、ファストフードなど多くの食品に含まれています。

トランス脂肪酸は、ＬＤＬ（悪玉）コレステロールを増やすだけでなくＨＤＬ（善玉）

コレステロールを減らし心臓病を引き起こします。

さらに血管内部に血栓を作りやすくする作用もあります。

日本ではやっとトランス脂肪酸の含有量の表示が義務づけられたばかりですが、化学処理で人工的にできた油の人体への悪影響を考えたとき、極力摂らない方が良いでしょう。

10　脂肪の種類と心臓病の関係

地中海式ダイエットで勧められる脂肪酸

地中海型の食事の脂肪の摂り方は、一価不飽和脂肪酸（オリーヴオイルとナッツ）、オメガ3脂肪酸（魚油）を多く含み、飽和脂肪（肉やバターなど乳製品）が少ないことが特徴です。

1958年、アメリカの生理学者アンセル・キーズ博士は、南イタリアやギリシアなどの地中海地方や日本で心臓病の発症が少ないことに着目して、これらの国を含む世界7カ国で、食生活と心臓病を含む病気の関係を調べました。

するとアメリカや北欧の人々に比べて、地中海地方の人々は長生きで、心臓病やある種のがんの発病率が低いことがわかりました。

地中海地方の伝統的な食事では日常摂る主要な脂肪はオリーヴオイルで、チーズやヨーグルトなどの乳製品からも適量の脂肪を摂り、さらに魚、鶏肉、獣肉の順に動物性脂肪を摂っていたのです。

同じように心臓病の少なかった日本では、食事からの脂肪摂取総量が少なく、肉類の摂取も極端に少なかったのですが、魚および大豆の摂取量が欧米人に比べて飛び抜けて高いことがわかりました。

これは１９６０年当時の日本人がオメガ３脂肪酸（魚油）と多価不飽和脂肪酸（大豆）を多く摂り、飽和脂肪酸が少ない食事を摂っていたことを意味しています。

心臓病を予防する食事を考えたとき、第一に飽和脂肪酸が少ないこと、次にオメガ３脂肪酸を積極的に摂ることは、地中海式も和食も共通しています。

しかし極端に肉の摂取が少ない日本では、他の地域と比較して脳卒中の発症が高いという問題も浮き彫りになりました。

このことは日本の食事が塩分過多で高血圧の人が多かったことに加えて、動物性タンパクの摂取不足から脳血管が脆かったのではないかとも推測されます。

低脂肪食に慣れた日本人がこれからどんな脂肪をとったらよいか

伝統的な日本食は低脂肪（低飽和脂肪酸）食です。

日本人は大豆製品から植物性タンパクと植物性脂肪を多く摂り、またサケ、マグロ、イワシ、サバなどの魚からオメガ3脂肪酸を摂ることで血中コレステロールが上がる心配がなく、欧米に比べて心臓病になる人は少ないのです。

一方で食塩の摂取量が多く、野菜や果物が不足してカリウムや食物繊維の摂取が少ないので、高血圧と脳卒中のリスクが高まります。

現代の若者は伝統的な日本食離れをしており、肉など動物性脂肪を多く摂る人が増えています。

これは食の欧米化とも言われます。

戦後食事が豊かになって栄養状態が改善して若者の体格も良くなってきたことは結構なことですが、動物性脂肪の多い欧米の食事をするようになって、私たち日本人は食事中の脂肪を選別せず、無批判に摂る傾向がでてきました。

もともと低脂肪の食事を摂ってきたのですから無理もありませんが、健康を考えれば、このままでよい筈はありません。

そのような理由で、身体に良い脂肪の摂り方を考えるとき、地中海式のメソッドが役に立つのです。

地中海式ダイエットは心臓病、脳卒中の死亡率を低下させる

心臓病や脳卒中など心血管病とよばれる病気による死亡と食生活には深い関連性があります。

2004年アメリカ医師会雑誌に発表された大規模試験では、さまざまな生活習慣と死亡の関係が明らかになりました。

食習慣について言えば、地中海式食事をとり続けた人たちは心臓病による死亡率が39%も少なかったと報告されました。

ここで取り上げられた健康的な生活習慣は四つあります。

①　バランスのよい食事（地中海式食事）
②　適度な飲酒
③　毎日30分ほどの身体活動
④　禁煙

①②③は第3章でお話しする地中海式ダイエットのピラミッドに書かれていますが、これらの生活習慣と長生きには強い相関があるのです。

これらのすべてが継続できた場合、心臓病、脳卒中、がんを含めたすべての病因による死亡率が65％も低くなったと報告しています。

地中海式の食事をすることによる虚血性心疾患の予防効果は死亡リスク39％減、心臓病と脳血管障害を含めた心血管病のリスクは29％も低下します。

こうしたことから、食事内容がいかに心臓や血管の病気と関わりがあるかがおわかりになるでしょう。

心臓病の原因となる動脈硬化は、高血圧や脂質異常症、糖尿病などさまざまな生活習慣病によってもたらされます。

穀類、野菜、果物を多く摂り、オリーヴオイルを常用する地中海式の食事には、血圧、コレステロールを改善し、糖尿病を予防する効果が認められており、こうした総合作用が心血管病の予防に役立っていると考えられます。

11　内臓脂肪蓄積（メタボ）を改善する地中海式ダイエット

皮下脂肪と内臓脂肪のちがい

この第2章では地中海式ダイエットが、肥満と心臓病の予防に有効だということをお話ししてきました。

最後にメタボリックシンドロームについて触れます。

心臓病をもたらす動脈硬化の最大の危険因子はコレステロールですが、コレステロールとは無関係に、内臓脂肪型肥満の人たちに心筋梗塞や脳梗塞を起こすリスクが高いことがわかってきました。

脂肪が身体に蓄えられる順番は、まず皮下脂肪、次に内臓脂肪の順であることはよく知られています。

西洋人には超肥満の人が多いけれども、皮下に脂肪を溜め込む能力が高く、その脂肪は悪さをする心配が少ないのです。

逆に日本人ではちょっと小太り気味でも内臓脂肪が溜まりやすく、その理由は、皮下に脂肪を蓄える能力が低いからです。

内臓脂肪がある限度を超して蓄積するとインスリン抵抗性が生じ、血液中のＨＤＬ（善玉）コレステロールが低下、さらに脂肪細胞からアディポサイトカインというホルモン物質が放出されて血栓ができやすくなるなど、心血管病のリスクが増大します。

内臓脂肪をためないことは、すなわち適正体重を保つということです。

そのためには運動をしてエネルギー消費を増やすことが大事であり、食事から摂るエネルギーも制限が必要です。

しかし食事中の脂肪の種類をよく吟味することは、特に太った人や動脈硬化のリスクを抱えている人には大事です。

オリーヴオイルやナッツに多い一価不飽和脂肪酸を優先的に摂ることには、ＬＤＬ（悪玉）コレステロールを下げてＨＤＬ（善玉）コレステロールを上げる、また他の植物油に多い多価不飽和脂肪酸に比べて、本当の悪玉と呼ばれる酸化ＬＤＬコレステロールを作りにくいという二つのメリットがあります。

そして青魚に多いオメガ３脂肪酸は、血液中の中性脂肪を下げ、血栓を予防する働きがあり、心血管病の予防に役立ちます。

内臓脂肪をためにくい地中海式

それでは地中海式ダイエットはメタボを改善する効果があるのでしょうか。

２００４年イタリア、ナポリ大学の研究者によって2年間地中海式ダイエットを続けた結果、メタボリックシンドローム患者の病態が大幅に改善されたと報告されました。

脂肪摂取量を30％以下に抑える通常のダイエットを行ったメタボグループと比べて、地中海食を続けたメタボグループの方が、体重、腹囲、血圧値、血糖値、ＨＤＬコレステロール、中性脂肪値がより改善し、インスリン抵抗性を含めてメタボの病態が大きく改善したのです。

当初、どちらのグループも食事中の主要栄養素（炭水化物、脂肪、タンパク）の摂取割合は同じになるようカロリー制限を指示されました。

ところが、2年後、地中海食のグループは通常のダイエットグループと比べて、全粒穀物の摂取量が2倍、野菜、果物、豆類、ナッツの摂取量は２・５倍、オリーヴオイル摂取量は１・７倍（一日当り27グラム）に増えていました。

その結果、地中海食グループで認められた栄養素の変化は以下のごとくでした。

①　食物繊維摂取量の増加
②　飽和脂肪酸摂取量が低下し、一価不飽和脂肪酸、オメガ3脂肪酸の摂取量は増加
③　コレステロール摂取量の減少

地中海式ダイエットによる食事中の脂質内容の変化は歴然としています。

身体に優しい脂肪をとることは、肥満、メタボを改善し、そして将来の心血管病を予防するために有益だったのです。

第3章

地中海式ダイエットのピラミッド

――どんな食品をどれだけ摂ればよいか――

1　なぜこのようなピラミッドができたのか

１９９３年、ＷＨＯ（世界保健機構）、ハーバード大学パブリックヘルス校、オールドウェイズ（ボストンに本拠地を置く教育組織）が、地中海式ダイエットのピラミッド図を作成して公表して以来、地中海式ダイエットは健康のための食事のゴールドスタンダードとして世界中に広まりました。

その後、このピラミッド図（図表３）は２００９年に改訂版が出ましたが、本書では１９９３年のオリジナル図を用いています。

図表3　地中海式ダイエットのピラミッド

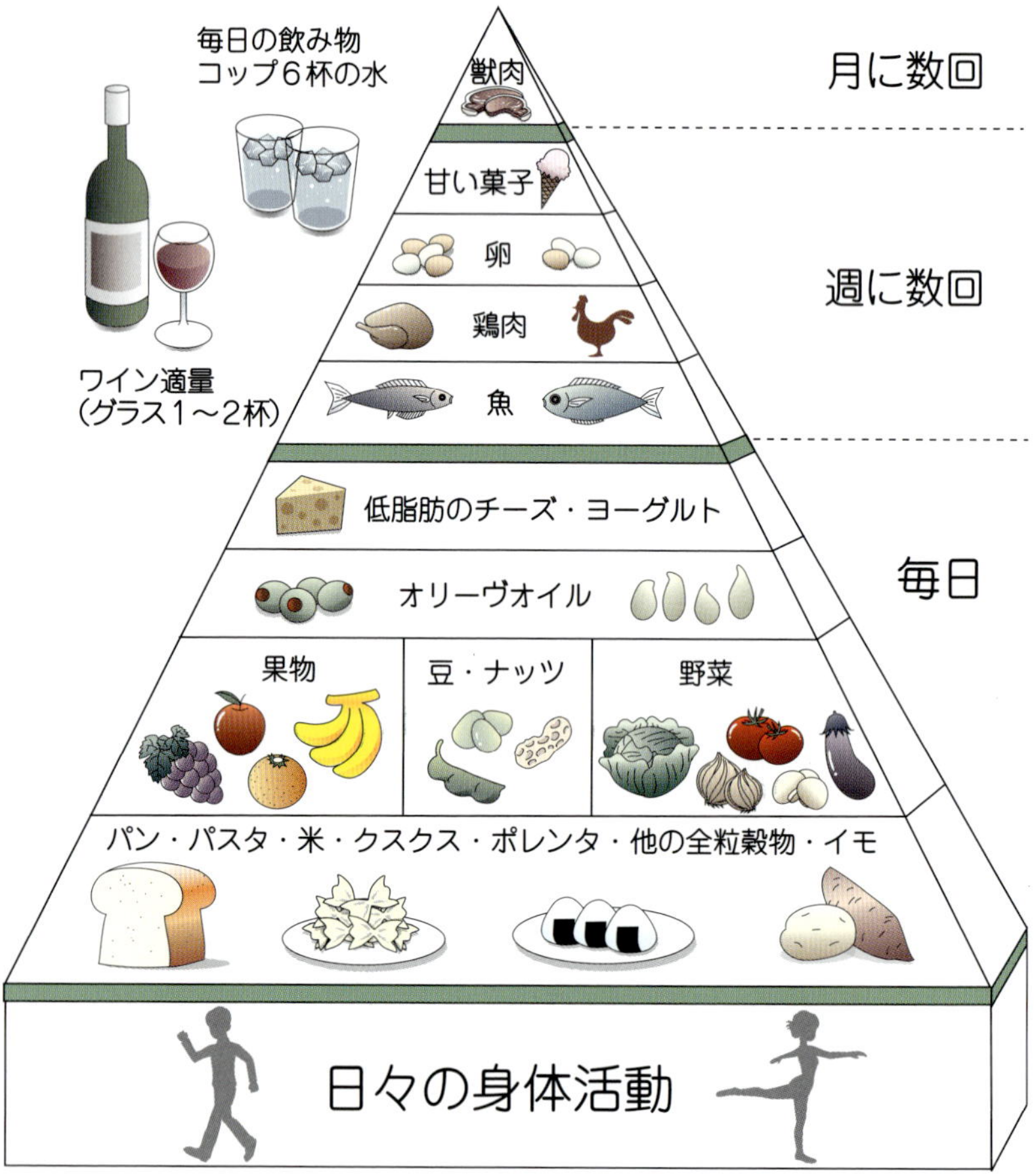

その理由は、日本を含めて世界各国でオリジナル版が普及していることに加えて、改訂版ではすべての植物性食品を同階層にまとめるなど簡略化しているが、オリジナル版ではピラミッドの第一層に日常の食事の主たるカロリー源である穀類が位置するなど、こちらの方が各階層の食物がもつ栄養学的意味がより明確だからです。

ピラミッドは食生活を含めた地中海地方の健康的なライフスタイル

このピラミッド図は、生涯にわたって健康のためにどのような食べ物をどのような頻度で摂ればよいかを表しており、近年の栄養学研究をもとに作られたものですが、もともとは1960年代のギリシアや南イタリアの伝統的な食生活を表しています。

1960年代というのは、アメリカなど先進国で心臓病でなくなる人が急増した時代です。

ところが、ギリシアや南イタリアでは当時、心臓病による死亡率が世界でも最低水準で、成人の平均余命がもっとも高かったのです。

第二次世界大戦後の南欧地域では、社会的貧困や衛生環境の悪さが指摘され、医療サービスも十分ではなかったにもかかわらず、なぜ北欧やアメリカを抜いて成人の平均余命が高かったのか。心臓病やある種のがんの発症がなぜ少なかったのか。この結果は世界中で驚きを持って迎えられたのです。

これは地中海式ダイエットを語る際のパラドックスとして知られています。つまりアメリカや北欧諸国では肉やバターなど動物性食品を摂ることが繁栄のシンボルとみなされていました。医学的にもそれまでの結核など感染症主体の病気に打ち勝つためには、高タンパク食品を摂ることが大事だと考えられていたからです。

一方で南欧諸国の人々の毎日の食事は穀物に野菜や果物、豆類、少量の乳製品で、日常の主たる脂肪源は肉やバターではなくてオリーヴオイルであり、貧しい人の食事と考えられていたのです。

今日では便利な加工食品や肉食に偏った食事が心臓病、肥満、糖尿病などさまざまな病気の原因となることはよく知られています。そうした加工食品ではなく、大地に根ざしたシンプルで彩り豊かな食べ物は、新鮮で滋養分が高く、健康を促進させるビタミンなどの栄養素や抗酸化物質を豊富に含んでいます。

さらにオリーヴオイルを用いた伝統的な調理法にも大きな利点があります。沸点が高いオリーヴオイルは、揚げ物などで加熱調理しても熱に対して安定度が高く酸化されにくい特性があり、食品が本来持っている健康促進物質を損なうことがありません。

さあここからはピラミッド図(82頁)に描かれている食べ物を個々に眺めていきましょう。

2　穀物、野菜、果物

精製度の低い穀物は栄養価が高い

ピラミッドの一段目から四段目に描かれている食べ物は、地中海式ダイエットの毎日の食卓に欠かせません。

穀物や野菜、果物、豆類、ナッツなどは植物性食品と呼ばれ、その豊かなバリエーションがあるからこそ、毎日摂り続けることが可能となり、地中海式ダイエットを知った人たちが、その美味しさと健康的な食べ方に惹き付けられ止められなくなる最大の理由も、野菜や果物など多種多様な植物性食品があるからなのです。

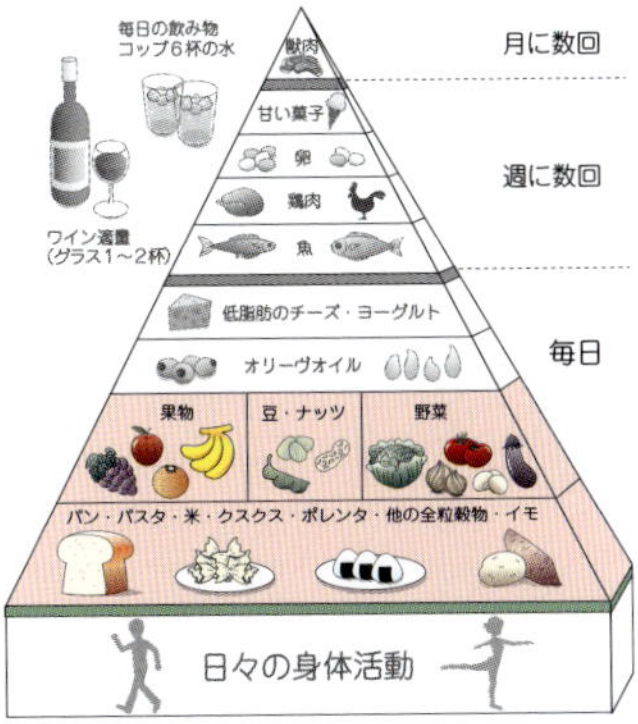

ピラミッドの一段目は主食となる穀物が描かれています。パンやパスタの原料となる麦、

図表4　小麦のしくみ

胚乳：でんぷん
　　　タンパク質

胚芽：脂肪、タンパク質
　　　ビタミンB_1、B_6、葉酸
　　　ビタミンE

ふすま（ブラン）：タンパク質
　　　食物繊維、フィチン酸
　　　ミネラル（Ca、Mg、P、Cu、Mn）
　　　ビタミンB_1、B_2、B_6、
　　　ナイアシン、葉酸

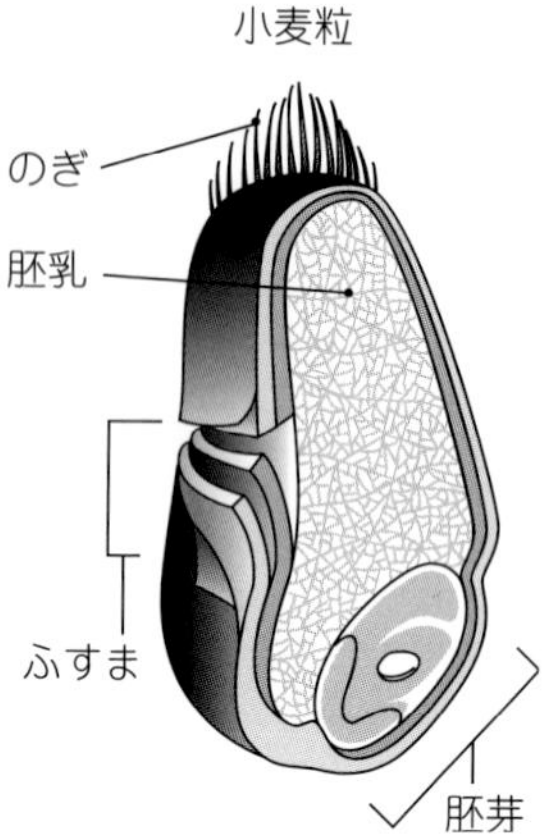

米、そば、またイモ類などが含まれます。

毎日の主たるカロリー源としてこうした炭水化物を摂ることは重要ですが、ここで忘れてならないのは、こうした穀物はなるべく精製されていない形で摂ることが大事だということです。

穀類はでんぷんの多い胚乳と、黒くて繊維質のふすま（ブラン）、胚芽の三つの部分から成り立っています。

私たちが日常食べる白米（精米）や精製小麦から作られた白パンは、でんぷん（炭水化物）からなる胚乳の部分で、ふっくらとした舌触りがあり貯蔵にも有利ですが、健康にとって大事な栄養素が抜け落ちてしまっています。

穀物は精製される過程で、ブラン（米ではぬか、小麦ではふすま）と呼ばれる外層が取り除かれて、食物繊維、フィチン酸、マグネシウム、亜鉛、銅などのミネラル、ビタミンBが失われます。

さらに脂肪分やタンパク質、ビタミンB、Eの豊富な胚芽部分が取り除かれてしまうのです。

不足しがちなミネラルと食物繊維

人はミネラルを植物から摂らなければなりません。

その理由は、さまざまな生理機能をもつミネラルは体内で合成することができないからです。

ミネラルは新陳代謝の材料として身体の細胞の構成成分となり、また補酵素として身体の機能を維持、調節するなどの働きがあります。

植物は土中からミネラルを吸収して、動物は植物や他の動物からミネラルを補給してきましたが、本来、野菜や果物を含む植物性食品からミネラルを摂取しなければなりません。

穀物は数多くのミネラルの供給源ですが、その精製度が増すに従って、マグネシウム、マンガン、亜鉛、銅の含有量は半分以下になります。

マグネシウムはとくに高齢者で不足しがちなミネラルに数えられ、心臓病を予防する働きがあります。

マンガンは抗酸化物質として働き、糖代謝を助けます。

亜鉛は男性の生殖機能を高めて新陳代謝を促進します。

銅は免疫システムを保ち高血圧を予防します。


ミネラルは有効な働きをする適正量がビタミンよりも狭いので、ミネラル不足のみでなくミネラル過剰にも注意が必要です。これらのミネラルが過剰か不足しているかは、私のクリニックでも簡単に調べることができます。


またフィチン酸（カルシウムとマグネシウムの混合塩）は、食物繊維と共同して大腸がんなどの予防に役立つ可能性が指摘されています。

食物繊維は腸の掃除役と言われ、腸をきれいにする働きがあります。


全粒穀物にはセルロースなどの不溶性食物繊維が多く、便通をよくするので、大腸の炎症や大腸がんのリスクを下げると考えられています。

一方、水に溶ける可溶性食物繊維は野菜、果物、豆類に多く含まれ、こちらはコレステロール値を下げるので心臓病、脳梗塞のリスクを減らします。

また栄養素の消化吸収がゆっくりと進行するので血糖値の上昇もゆるやかとなり、糖尿病になるリスクを減らします。


菓子パンや精製小麦を使った白パンではなくて、こんがりと焼いた全粒パンに少量のエキストラバージン・オリーヴオイルを垂らして食べてみましょう。最高に幸せな気分になること請け合いです。

野菜と果物は抗酸化物質の宝庫

ピラミッドの二段目にある色とりどりの野菜や果物は、地中海式ダイエットのテーブルには欠かせない食品です。

野菜や果物は抗酸化作用のあるビタミンやミネラルなど価値の高い栄養素を含むと同時に、食物繊維、水分を多く含んでいるので、お腹をいっぱいにしてくれます。

つまり食物重量あたりのカロリーが低いので肥満予防には欠かせない食べ物と考えられますが、果物についてはカロリーを計算し食べ過ぎには注意が必要です。

野菜と果物はまた抗酸化物質を豊富に含みます。

抗酸化物質の代表格ポリフェノールは、植物に含まれる色素や苦みの成分で５０００種類もあります。

地中海式ダイエットがとくに心臓病など心血管病の予防に役に立つのは、ポリフェノールを始めとする抗酸化物質の働きによって酸化ＬＤＬコレステロールの生成を抑えるからですが、野菜果物に加えて、後に述べる、豆類やナッツ、オリーヴオイル、赤ワインにも抗酸化物質が多く含まれます。

最近の野菜や果物の栄養価は土壌の栄養不足などで減少しています。

さらに生産地から消費者のもとに届くまで時間がかかるとそれだけ鮮度もビタミンも失われます。

ビタミンはさまざまな生理機能に潤滑油として働き、体内で合成されないか合成されても必要量に満たないので、食べ物から摂らなければならない栄養素です。

食事で摂りきれないのであれば、不足分のビタミンをサプリメントで補おうという考え方が出てきますが、単一の栄養素だけをピックアップして摂っても、やはり食べ物を丸ごと摂ることには及ばないことが多いのです。

というのも、果物や野菜に含まれるビタミン、ミネラル、繊維、フィトケミカルは、総合的にがんや心臓病などの病気を防いでいるからです。

身体に備わる抗酸化機能を強化する植物性食品

私たちの身体の中には攻撃的な性質をもつ活性酸素（不安定な不対電子をもつフリーラジカル）が存在します。

例えば摂取した食べ物からエネルギーが作られる過程で、細胞内のミトコンドリアでは活性酸素が発生します。また、白血球が産生した活性酸素は身体に侵入してきた細菌を退治する役割を果たしています。

ところが、タバコ、大気汚染、紫外線、放射線、感情的なストレス、激しい運動などにより体内の活性酸素が増えると、自分の身体の細胞や遺伝子を傷つける原因になります。

本来生体にはこの有害な活性酸素の作用を是正するための内因性抗酸化物質が備わっていますが、外部環境の悪化やストレスの増大によって過剰な活性酸素に晒されている現代人は、さまざまな食品から多様な抗酸化物質を摂らなければならないのです。

抗酸化力のあるビタミンはビタミンC、ビタミンE、ビタミンAがあります。

ミネラルにもセレンやマグネシウムのように抗酸化力をもつものがあります。

赤ワインや茶カテキンに代表されるフラボノイドは抗酸化力の強いポリフェノールの一例です。

トマトのリコピン、ブロッコリーやほうれん草に含まれるβカロチンは抗酸化作用に加えて免疫機能を高めて、がんを予防する働きがあります。

これまでさまざまな抗酸化物質を有するサプリメントが店頭に並べられてきました。しかし、こうした抗酸化物質にはそれぞれ独自の化学的作用があり、少しずつ異なる役割を果たすことがわかっています。

そこでいろいろな種類の野菜や果物を毎日摂ることによって多様な抗酸化物質を摂ることが大事なのです。

年齢とともに身体の中で作られる内因性の抗酸化物質は減って、活性酸素が遺伝子のDNAの鎖を傷つけてがん細胞が誕生しています。老化とがんは、野菜と果物に含まれる抗酸化物質をオールキャストで摂って、初めて予防効果が期待できることを忘れてはいけません。

地中海料理の名わき役、ハーブとスパイス

ハーブやスパイスの存在は料理の風味付けに欠かせません。地中海諸国では料理に幅広く用いられ、特色ある香辛料の使い方でお国柄が現れます。

ハーブやスパイスは野菜と同じく抗酸化物質ほか健康促進物質を豊富に含みます。とくに血圧の高い人ではこうした香辛料を料理にうまく用いることで、塩分量を減らすことができて健康的です。

地中海料理で用いられる代表的なハーブを挙げてみましょう。

甘い香りのあるバジルはトマトとの相性がよく、柔らかい葉をそのまま用いてサラダやソースとして用いられます。ほろ苦いオレガノはピッツァに欠かせません。ローズマリーやセージは独特の芳香があり、肉や魚料理の香り付けに用いられます。

オレガノ、ローズマリー、タイム、セージなどシソ科のハーブは、抗菌性と抗酸化性を併せ持ち、肉や魚の風味低下や腐敗防止にも役立っています。

他にもどんな料理とも合うパセリや、清涼感のあるハッカの仲間であるミント、肉料理の香り付けに欠かせないローリエ、クロッカスのめしべを原料として着色と風味付けに用いるサフランなどがあります。

中でもセージの歴史は古く、古代ギリシア・ローマ時代より万能薬として長寿を可能にする薬草と考えられてきましたが、その薬効はツジョン、フェノール、タンニンなどの生物活性物質によるものであることがわかっています。

元来地中海沿岸は野生のハーブの宝庫であり、病気の治療など薬理作用に加えて、独特の芳香や色彩が食欲増進効果をもたらすために料理に使われてきたのです。

豆類、ナッツから良質のタンパク質・脂肪を摂る

豆類とナッツも地中海式ダイエットには欠かせない食材です。

日本食では馴染みの多い大豆に加えて、地中海式ダイエットではインゲン豆、ひよこ豆、レンズ豆などさまざまな豆を用います。

もともと豆は高価な肉を食べることができない人が食べる食品と考えられていました。豆に含まれる植物性タンパク質は、肉や卵、乳製品などの動物性タンパク質と比べてアミノ酸構成の面で不完全であることが知られています。しかし穀物を併せて摂ることでその不足分をおぎなうことができます。グリンピースを入れたご飯、納豆ご飯、ピーナッツバターを付けたパンなどの組み合わせがその好例です。

人間の身体は髪の毛や皮膚、筋肉などタンパク質から構成されています。新陳代謝に

よって古い組織が新しく置き換わるため身体は毎日新しいタンパク質を作り続けますが、そのために毎日タンパク質を摂り続ける必要があります。

牛肉など動物性タンパク質は必須アミノ酸をもれなく含んでいるという意味で完全なタンパク源ですが、タンパク質以上に併せて脂肪（飽和脂肪酸）を多く含むのでできるだけ脂肪の少ない赤身肉を選ばなければなりません。

これに対して豆などの植物性タンパク質は飽和脂肪酸が少ない、食物繊維が豊富である理由から勧められます。

また豆の栄養素は炭水化物、タンパク質と少量の脂肪（多価不飽和脂肪酸）から成っており、三大主要栄養素のバランスは理想的です。

一方、アーモンドやヘーゼルナッツなどのナッツ類は、種実類と呼ばれる食用の果実や種子のうち木の実をさして言います。

ナッツと同じ種実類に分類される種（シード）では、ゴマや松の実、またヒマワリやカボチャの種などが食材として用いられ、各種ビタミンやミネラルが豊富に含まれています。

ナッツは日本では料理に用いる食材というよりはスナックのイメージがあります。

ナッツの主要栄養素は総カロリーの80%が脂肪、残りをタンパク質と炭水化物が占めています。

ということは食べ過ぎればカロリー過剰になるので注意が必要です。一日の摂取量はひとつまみくらいが適当でしょう。

アーモンド、カシューナッツ、ピスタチオ、ヘーゼルナッツ、マカデミアナッツなど多くのナッツに含まれる脂肪は一価不飽和脂肪酸が主です。

つまり動脈硬化のもとになる飽和脂肪酸は少なく、さらに抗酸化作用のあるビタミンEが多いという意味で心臓病予防に対するメリットがあります。

さらに新陳代謝に欠かせないカリウム、マグネシウム、亜鉛、銅などのミネラルが多いことも特徴の一つです。

地中海式ダイエットでは、ナッツは料理に独特の風味と歯ごたえをもたらす食材として重要です。サラダなどにトッピングして独特の食感を楽しんではいかがでしょうか。

3　オリーヴオイル

ピラミッドの三段目にあるオリーヴオイルは、地中海式ダイエットにおいて中心的な存在です。

オリーヴオイルは揚げ物、焼き物などの調理用油として、またサラダのドレッシング、マリネなど幅広く使われます。

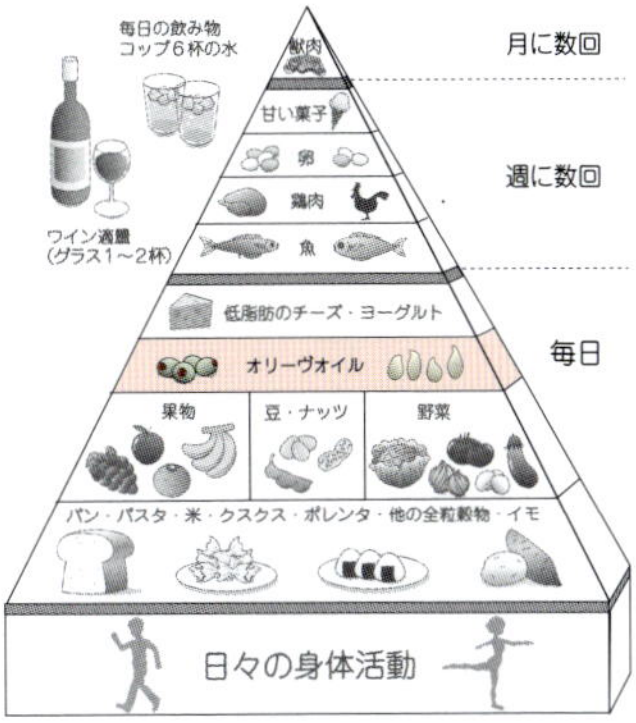

地中海式の食生活のなかでオリーヴオイルは主たる脂肪源です。そして健康との関わりで言うと、脂肪摂取の考え方は、１日の総摂取脂肪量を制限するというのではなく、むしろ身体によい脂肪を積極的に摂るという考えです。

オリーヴオイルの油の主成分は一価不飽和脂肪酸（オレイン酸）で、毎日の食卓でオリーヴオイルを多く使用することで、自然と心臓病に直結する飽和脂肪酸や水素を添加したトランス脂肪酸を控えることにつながるのです。

たとえばバターやマーガリンをつける代わりに、オリーヴオイルを少量垂らしてパンを食べてみてください。

オリーヴオイルには大きく、バージンオリーヴオイルと精製オリーヴオイルがあり、日本で入手できるものはバージンオリーヴオイルのみです。

バージンオリーヴオイルは純粋に機械的な方法でオリーヴの果実から搾油して得られる油で、基本的な油の製造法は何千年も変わっていません。

つまり収穫された実を粉砕し、ペースト状になったオリーヴを加熱せず圧搾することによって油が搾り取られます。

日本で入手できるものはほぼすべてこのバージンオイルで、フルーティーな風味があり、最上級のものがエキストラバージンと呼ばれます。

エキストラバージンオイルとは主成分たるオレイン酸の遊離酸度が1％以下、バージンオイルは2％以下という品質保証があります。この酸度が低い油ほど品質が高いと評価されるのです。

オリーヴオイルの魅力は、オリーヴの品種に加えて樹が育った土壌や気候などによって、色や風味、香りに変化が生じるので、自分の好みにあったオイルを選べること。これが他の精製植物油との違いです。

通常種子から得られる油には、油の精製過程ですべての不純物を取り除いて無色無臭の製品が出来上がります。つまりオリーヴオイルに特徴的な風味と果物の香りがありません。

さらに大事なことは、この油の主成分である一価不飽和脂肪酸のオレイン酸には元来、酸化など化学的な変質をしにくい特性があることです。

またオリーヴの実を搾ったジュースと呼ばれるオリーヴオイルにはビタミンEや多くの抗酸化物質が含まれており、それがこの油の酸敗を防ぐと同時に、摂取した人間の体内で健康増進作用をもたらします。

人間の生体機能に重要な役割を果たす栄養素がオリーヴオイルに含まれているのは、オリーヴオイルが化学的処理を経ずに、何千年と変わらずに純粋に機械的な操作によって果実を搾って得られるオイルだからです。

4 乳製品

オリーヴオイルの上、ピラミッドの4段目にはチーズやヨーグルトがあり、タンパク源、カルシウム源として伝統的な地中海式食事では毎日摂る食品です。

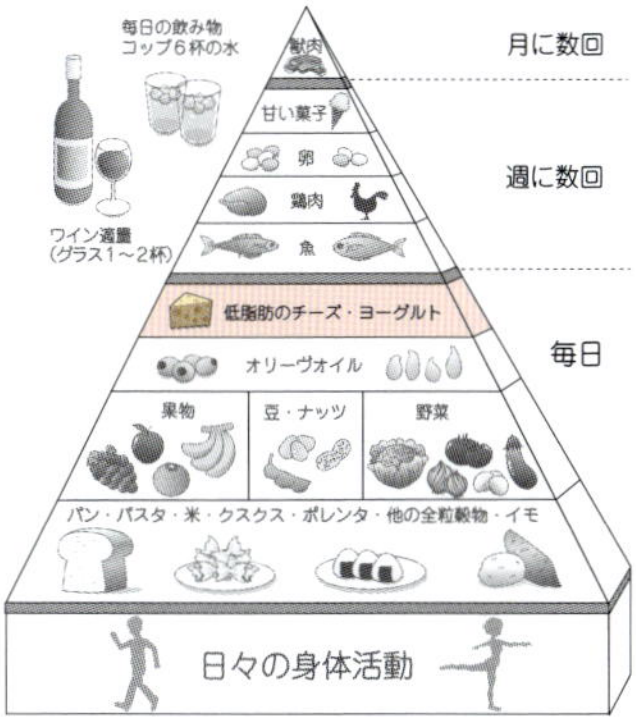

ここで大事なことは低脂肪の乳製品を適量摂るということです。

乳製品でも高脂肪のチーズ、バター、クリームなど動物性脂肪の多いものは含まれません。

とくにコレステロールが高めの人には、脂肪ゼロのヨーグルト、低脂肪牛乳、低脂肪のフレッシュチーズ（ピッツァに用いるモッツァレッラチーズが代表格）が勧められます。

高脂肪の乳製品（たとえば熟成度の高いチーズなど）を大量に摂ることは、乳がんなどがんのリスクを高めるので慎まなければなりません。

プロバイオティクスとして注目される乳製品

最近は腸の健康と食生活の関わりに関心が高まっており、こうした観点からも日々の乳製品の摂取は必要です。

腸内には善玉菌（ビフィズス菌、乳酸菌）と悪玉菌（ウェルシュ菌、大腸菌など）がいますが、善玉を増やし悪玉を減らして腸内環境を整えることが免疫力を活性化します。

人間に健康的な作用をもたらす生きた細菌はプロバイオティクスと呼ばれ、その代表が乳酸菌やビフィズス菌です。

生きた乳酸菌を含むヨーグルトを毎日摂ることが腸とあなたの健康を保ちます。

ここまでをまとめると次のようになります。

① 穀物、野菜、果物などさまざまな種類の植物性食品を毎日の食事の中心に据えなさい。それはなるべく精製されていないもの、加工されていないものを選びなさい。精製加工の過程で本来の栄養価が損なわれることが多いからです。また旬のもの、季節のものが栄養価も高く経済的です。

② 調味料としての食塩の使用はできるだけ控えなさい。そのために風味のあるオリーヴオイルやビネガー、さまざまな香辛料を工夫して用いましょう。バージンオリーヴオイルは調理用油として、またサラダのドレッシングとして用いても、最高に価値のある植物油です。

ピラミッドも中段まで上り詰めてきました。ここからはメインディッシュ、つまり主菜となる食べ物が並びます。

5　魚介類、家禽類、卵

オメガ3脂肪酸の多い魚

第5層には魚が描かれています。マグロ、ニシン、イワシ、サケ、タイなどは重要なタンパク源です。

魚だけでなくカキなどの貝類や、カニ、エビといった甲殻類も含まれます。

これは日本でも地中海でも同じこと。日本食でこのような健康ピラミッドを作れば、同じ位置づけになるはずです。

というのも昨今の魚ブームをみればわかるように、魚介類には健康に役立つ必須脂肪酸であるオメガ3脂肪酸が多く含まれるからです。

とくに脂ののったサバ、ニシン、サケなど青魚と呼ばれるものにはオメガ3脂肪酸が多く、血液中の中性脂肪を下げ、血栓生成を抑える働きを持ち、心臓や血管の健康に役立ちます。

その理由は、必須脂肪酸と呼ばれるオメガ3脂肪酸が人の身体の中で生理活性物質に変

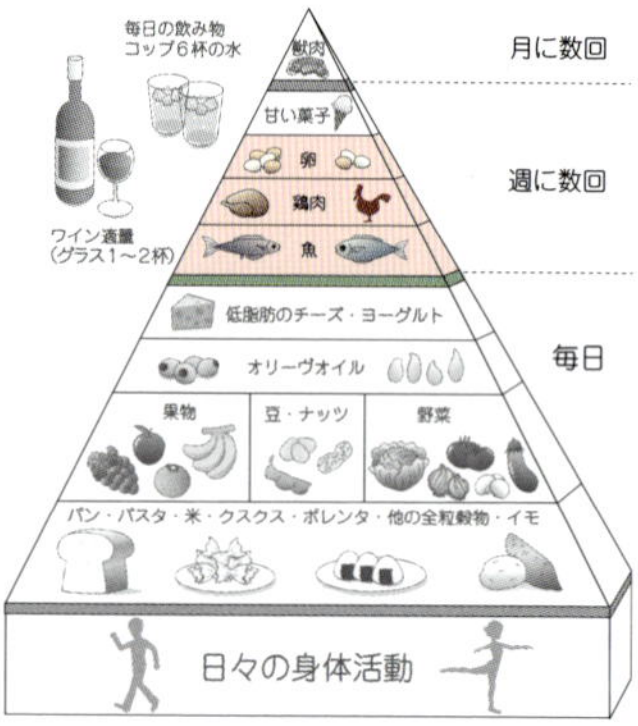

わり、炎症やアレルギー反応を抑え、血栓ができにくくする働きを持つようになる重要な油だからです。

オメガ3脂肪酸は心臓だけにとどまらず、うつ病や認知症の予防など、脳の健康にも役立つことが示されています。

脳の神経機能を良好に保つためには日々の食事からどんな脂質を摂っているかが鍵になります。

豚や牛など獣肉の脂は飽和脂肪酸が多いのが特徴です。飽和脂肪酸はすべて水素で飽和結合しているため常温で固まりやすいのに対して、魚油のオメガ3脂肪酸は不飽和脂肪酸で、化学構造上柔軟性があり、脂肪酸のそのような特徴が神経細胞膜の性質にも影響を与え、脳の健康に役立つのです。

オリーヴオイルは酸化されやすい魚油を守る

しかし魚油には欠点も多いことを忘れてはいけません。というのは、魚油は気をつけないと容易に酸化されてしまうのです。

焼き魚をそのまま放置しておくと腐ったような酸敗臭が漂うことは誰でもご存知のはず。それは魚油が多価不飽和脂肪酸で、脂肪酸自体が酸化されやすい化学構造を持つためです。

そこでグリルしたりフライにしたり油を使って加熱調理する場合には、熱に強く酸化しにくい良質の油であるオリーヴオイル（またはオリーヴオイルと同じオレイン酸を多く含むカノーラ油）を用いるのがよいでしょう。つまりここにもオリーヴオイルを使用する地中海式の大きなメリットがあるのです。


地中海沿岸では私たちのように生魚を刺身にして醤油をつけて食べることはありませんが、タイやイワシの切り身をオリーヴオイルと酢またはレモン、ミントなどの香草などで風味付けをしてマリネにして食べます。スペインのタパス料理などでよくみかけます。活きの良い魚を生で食べることが最高に贅沢で身体にも良いことは疑う余地はありません。日本の食卓でもマリネなどをもっと取り入れてもよいのではないでしょうか。

卵はコレステロール含有量が多いが栄養価が高い

卵はにわとり、うずら、あひる、七面鳥などが食用とされますが、良質の動物性タンパク質として地中海式ダイエットに登場します。

鶏卵のタンパク質はすべての必須アミノ酸を含みます。また脂肪中の必須脂肪酸も十分に含み、さらに葉酸、ビタミンBを含むなど、栄養バランスがよい食べ物です。

中くらいの鶏卵1個の黄身にはコレステロールが250ミリグラム含まれていますが、その一方でコレステロールを上昇させる飽和脂肪酸はとても少ないのです。

そこでふつうの人であれば、毎日1個食べても血中のコレステロール値はそれほど上昇しないと考えてよいでしょう。

6 肉

赤肉（獣肉）より白肉（家禽）を選ぼう

肉は、鶏や七面鳥などの家禽類と、羊、子羊、ヤギ、牛、子牛、豚など獣肉に分かれます。

地中海式ダイエットでは脂肪の少ない家禽類の肉（白肉とも言う、ピラミッドの6段目）が好まれ、飽和脂肪酸の多い赤肉（獣肉、ピラミッドの頂上）は控えめにします。

同様にソーセージ、ベーコンなども摂りすぎないことが大切です。

こうした食品の脂はLDL（悪玉）コレステロールを増加させるからです。

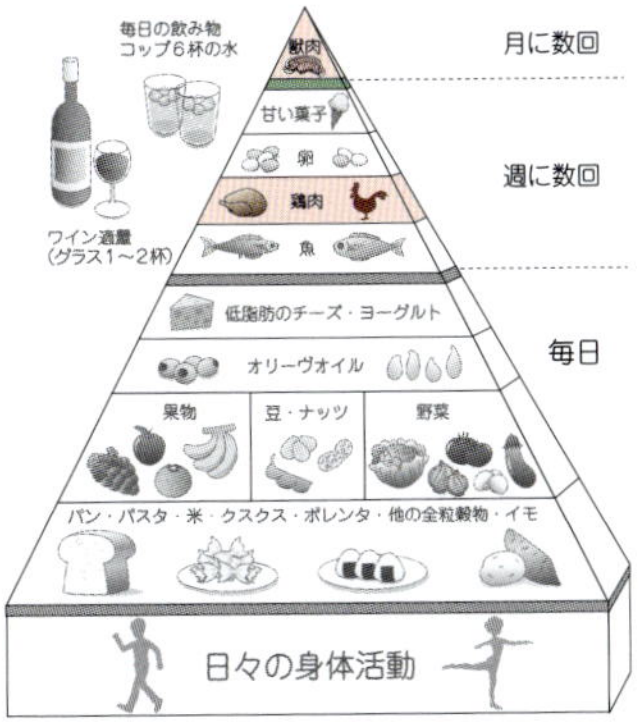

地中海料理では、獣肉でも脂分の少ない子羊や子牛の肉が好まれます。

先にこのピラミッドは1960年頃のギリシアや南イタリアの食生活をもとに作成されたと申し上げました。

肉や乳製品の消費がこの地域で少なかった理由は、地理的に酪農や畜産に適した土地が少なく、また夏場の雨不足で牧草が育たなかったためです。

その後物資が船で運ばれるようになっても、こうした食べ物は割高であり、経済的に貧しかった人々は食べる機会が増えませんでした。

それに加えて地中海地域で食べられる肉は、他の地域と比べてやせている、つまり脂分が少ないと指摘されています。

肉の脂肪分が多くなる理由は、一般的に囲われた飼育場で運動不足になった家畜は、大量の穀物を餌として与えられるために、丸々と太っているからです。

実際南欧で1960年当時の人々の獣肉の摂取は月に数回ほど、月あたり400グラムくらい、週に換算すると100グラムほどで、とても少なかったのです。

ところが当時のアメリカや中欧、北欧諸国では肉食が主体で、血中のコレステロール値の上昇から心臓病が多発していました。

それから半世紀が経ち、地中海諸国でも肉の消費量は着実に増えてきています。

ところで、現在日本で摂取される肉（赤肉、白肉）の総量は1日平均80グラムほどです。欧米人はその倍以上の肉を摂っており、日本人が欧米人と比べて心血管病が少ないのは、肉（あるいは総じて脂質）の摂取量が少ないためです。

しかし地中海諸国と同様、日本でも最近の若者は肉食の機会が増えています。このダイエットのピラミッドに示されるように、肉は魚、家禽、獣肉の順に選びましょう。

ジェラート

アイスクリームやシャーベットなど甘いお菓子の消費は少ないのが地中海式の特徴です。

というのは、食卓上には、いつも新鮮な果物があって、食後のデザートは果物が普通だからです。

7　ワイン

ワインは人類への贈り物

ギリシア神話に出てくる酒神ディオニソスの話をご存知ですか。

ワインの元になるブドウの樹も、オリーヴの樹と同様、小アジア、シリア地方にその起源を遡ります。

ワインの製造が始まったのは紀元前４０００年と推定され、それがエジプトやギリシア、ローマに広がっていったのですが、ディオニソス神話は人類にワインがもたらす喜びを伝えたのがこの神であると伝えています。

ワインに限らずアルコールは人生のさまざまな苦痛やストレスから人を解き放ちます。それはとくに成果主義、管理社会のなかで毎日ストレスに晒され続ける現代人の神経の緊張を解き心をリラックスさせるために有用です。

アルコールには血液中のＨＤＬ（善玉）コレステロールを増やし、さらに血小板の凝集能を低下させて血栓を作りにくくする作用があり、適量の飲酒は健康に役立ちます。

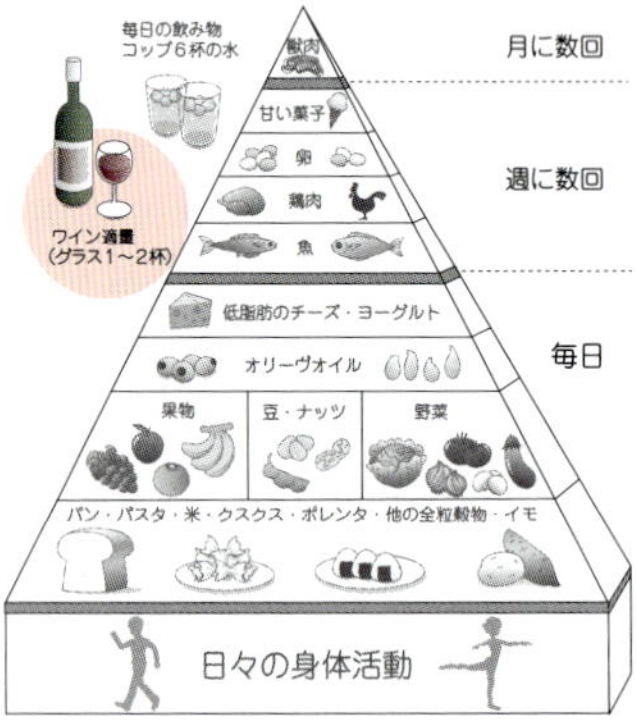

心臓病の予防に役立つとはいえ、ワインを含めて日本酒やビールなど醸造酒には糖分が含まれ、さらにカリウム、マグネシウム、カルシウムなど微量のミネラルが含まれます。アルコール自体がもつ1グラムあたり7キロカロリーの熱量に加えて、糖分が多い醸造酒は飲み過ぎるとカロリー超過から肥満、糖尿病、脂質異常症、痛風などの病気を引き起こします。

赤ワインは多様なポリフェノールを含む

ところで、ブドウの皮や種を粉砕して製造されるワインには、他のアルコール飲料にない栄養成分としてポリフェノールが豊富です。

赤ワインは黒ブドウの果実を丸ごと醸造して作られますが、白ワインは白ブドウの果汁のみを発酵させるために、ポリフェノール量は赤ワインの10分の1ほどです。

ブドウの果皮にはアントシアニン、リスベラトロール、種子にはカテキン、タンニン、ケルセチンなどが含まれ、これらポリフェノールのもつ抗酸化作用は、ＬＤＬ（悪玉）コレステロールの酸化変性を抑制、血管内の内皮細胞機能を改善して血管を拡張するなど、さらに心血管病の発症を予防する効果が高いのです。

ワインのもう一つの特徴は、これが食中酒であるという点です。

図表5　ブドウの構成とポリフェノールの成分比

部位	含有ポリフェノール
果皮 25〜35%	アントシアニン／フラボノイド／リスベラトロール
果肉・果汁 2〜5%	カフタリック酸／クータリック酸／クロロゲン酸
種子 65〜70%	カテキン／ケルセチン／プロシアニジン／タンニン

　脂っこい食事に併せてワインを飲むことがよいのは、食事によって取り込まれた脂肪成分が体内で酸化されることを、食中酒であるワインのポリフェノールがタイミングよく防ぐからです。

　昔から肉やチーズなど動物性脂肪の摂取量の多いフランス人が、血中コレステロール値が高いにもかかわらず心臓病が少ない不思議な現象、フレンチパラドックスを解く鍵は、この赤ワインのポリフェノールにあったのです。

　オリーヴ油と同様、ワインは人類へのすばらしい贈り物です。

　ギリシア神話の中で酒神ディオニソスはワインを飲まない（ワインの価値を否定する）人間を罰しています。

　これほどすばらしい効果があるのですから、

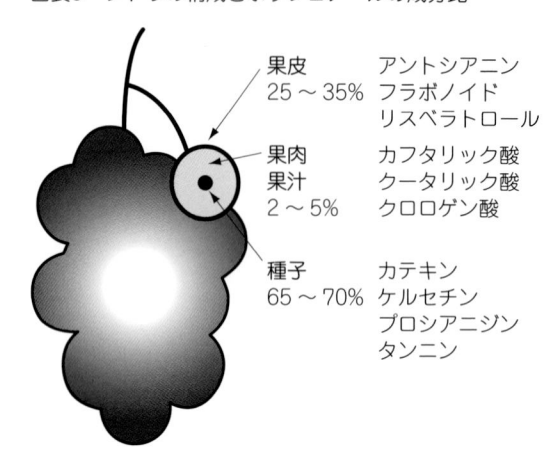

ワインの価値を否定しては罰せられても当然でしょう。

しかしワインを飲まなければ健康になれないのかと言えば、その答えはノーです。

東洋では食事中に飲む緑茶にもポリフェノールが含まれ、お酒を飲まない人が無理にアルコールをたしなむ必要はありません。

日本人はアルコール脱水素酵素の働きが弱い

日常のアルコール摂取量はエタノール換算で30グラム（ワインではグラス1～2杯）がベストで、それより飲酒量が増えると、逆にアルコールによる健康障害が増えてきます。

とくに日本人を含め東洋人は肝臓におけるアルコール代謝酵素の活性が低いので注意しなければいけません。

アルコールは肝臓でアルコール脱水素酵素によって酸化され、アセトアルデヒドに変わり、さらにアルデヒド脱水素酵素の働きにより肝臓内で酢酸に分解され、最終的に水と二酸化炭素に分解

図表6　肝臓におけるアルコール代謝経路

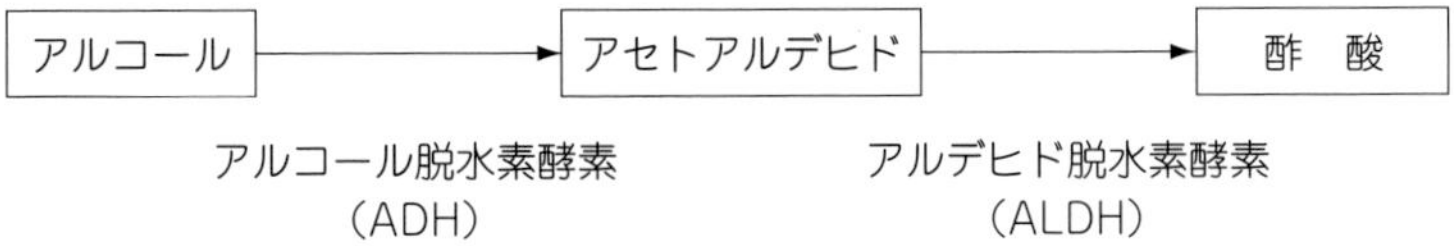

され体外に排出されます。

お酒を飲んですぐに顔が赤くなる人は、後者のアルデヒド脱水素酵素の活性が弱く、血液中にアセトアルデヒドが蓄積するためです。

日本人には遺伝的にアルデヒド脱水素酵素の活性が低くアセトアルデヒドが蓄積しやすい人が40％もいます。

アセトアルデヒドは猛毒で、食道がんや肝臓がんの発症にも関わっており、大量の飲酒家は一度こうした代謝酵素の値を調べてみることが勧められます。

ワインが心臓病の予防に役立つとは言っても、まずは自分が飲める体質か飲めない体質かをきちんと知った上で、お酒は食事をとりながら、のんびりゆっくりほどほどに飲むことが大切でしょう。

8　身体活動（運動）

地中海地域に住む人々のライフスタイル

ダイエットピラミッドの土台に日々行う身体活動があります。

身体活動には、日常のさまざまな生活場面において行われる生活活動と、心肺機能を高めるなど目的意識をもって行う運動があります。

さて、地中海というと陽光がさんさんと降り注ぐイメージから、運動よりも休息（シエスタ）が似合いそうです。

ピラミッドの土台にはウォーキングやダンスの絵が描かれていますが、いずれにしても、歯を食いしばってやるようなきつい運動は、地中海式ダイエットには、あまりふさわしくありません。

それではどんな活動が日々行われているのでしょうか。

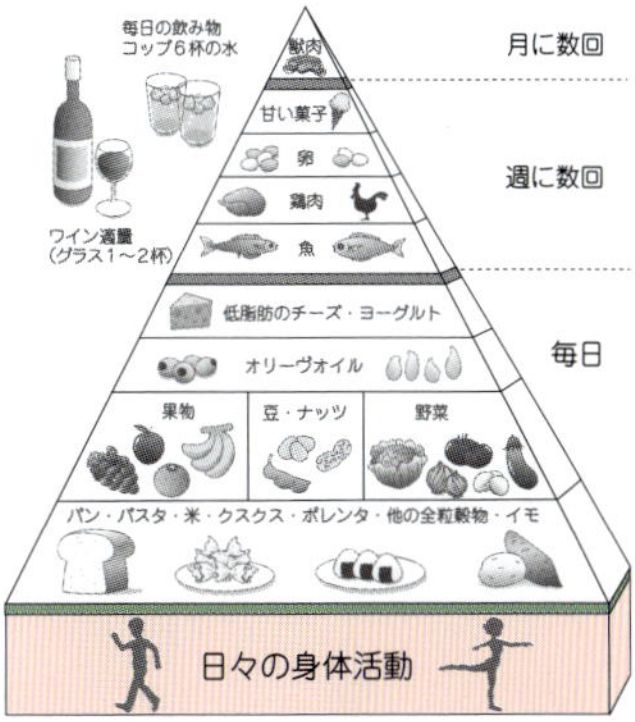

地中海地域に住む人々が勤しむ生活活動はさまざまです。私も大好きな番組の「イタリア、小さな村の物語」では、毎回、地中海を望む切り立った斜面でブドウを栽培したり、山間の牧草地で牛や羊を世話して酪農を営む現代イタリア人家族が登場します。

おそらくこうしたライフスタイルは、ピラミッド作成のもとになった1960年頃の人々のライフスタイルをそっくりそのまま映していると思われます。

当時も現代も、毎日よく身体を動かすことが地中海式です。

現代人にとって運動が必要なのはなぜか

車とコンピュータ社会に暮らす現代人は慢性的な身体活動の不足があり、目的性を持って運動に取り組む必要があります。

これまでピラミッドに積み上げてきたさまざまな食物は、知的・身体的を問わず、人間が生きていくために行う活動があってこそ必要な栄養素を含んでいます。

どんなに理想的な食事を摂って、体重も適正で、血圧値ほか臨床検査値も正常であったとしても、身体活動を抜きに私たちの身体はうまく機能しません。

それがハッキリとわかるのは、真夏や真冬など外的環境が厳しい季節になると体調がすぐれない、また仕事が忙しくなると疲労が抜けきらないといったときです。よい食事をとることに加えて、日常運動を欠かさず行っている人だけが、さまざまなストレスに打ち勝つだけの体力や気力を持ち合わせることができるからです。

運動をすることが心臓病を始めとして、さまざまな病気を予防することはよく知られています。

たとえば大腸がんなどある種のがんは、定期的な運動が発症リスクを下げることは確定的で、治療後も運動をしている人のがん再発率は低いという研究結果もあります。

さらに週3日、一回に30分以上歩くことが認知機能低下を予防するという報告もあります。

毎日続けるのであれば軽めの運動がベスト

地中海式ダイエットで勧められる運動とは何でしょうか。

ダイエットと生活習慣病予防という観点から勧められるのは、心地よく続けられるストレッチ、軽い筋力トレーニング、ウォーキングやジョギングなどです。ウォーキングの延長として、今、全国的に広まっているノルディックウォーキングも勧められます。

いずれにしても、重いバーベルをあげたり全力疾走したり、汗水垂らして心臓や筋肉におもいっきり負荷をかけるような激しいトレーニングではありません。

誤解があっては困るのですが、そういう私自身は筋トレもやりますし、心拍をあげるような高負荷のトレーニングもします。

負荷をかけて身体を鍛えるのは、はっきりとした目的意識が必要で、逆に言うと、きちんとしたトレーニングにはそうした目的意識と目標設定が必要です。

ストレッチに関しては、ウォーキングやジョギングの前、下肢の筋肉や関節の柔軟性を高めて快適に走れるように、あるいは日常の仕事が終わって、緊張した筋肉のこりや疲労の回復を促すために毎日行います。

夜、ぬるめのお風呂にゆったりと浸かって、心だけでなく筋肉や関節もリラックスしたときに行うストレッチも気持ちのよいものです。

ただ、ストレッチは局所の血行の改善をもたらしても、全身の血流を盛んにして筋肉でのエネルギー消費を促すような運動ではないので、カロリー消費はごくわずかです。

地中海式ダイエットで勧められる運動は、「適度」であることが大事です。一般人が毎日行う身体活動としての運動は、軽すぎもせず重すぎもせず、ちょうどよい負荷量であることが求められるのです。

一般的な感覚からすると、運動は汗水垂らして行わなければ意味がないと思っている人が多いのではないでしょうか。

あるいはふだん仕事と時間に追われて、たまの休みにジムに行ったときくらい、集中して筋トレやランニングをこなさないといけないと思ってはいませんか。

たしかにこうした運動によって思いっきり汗をかいた後の爽快感は何にも代え難いものがあり、あなたの筋力や心肺機能を向上させるのに有益なこともあるでしょう。

しかし、よほど熟練した運動経験者ならともかく、トレーナーの指導も受けずにこうした激しい運動を自己流でやると、思わぬ怪我をしたり、体調不良を招くことも多いのです。

週2000キロカロリーを目標に適度な運動をしよう

それではどんな運動をどのくらい行うことが「適度」なのでしょうか。

運動には運動時間、運動頻度、運動強度という三要素があり、毎日快適に無理なく行うことができるウォーキングを例にとれば、一日合計30分から1時間、週に5日以上、少し息が切れる程度の速さで歩くのがよいでしょう。

体重70キロの成人が1時間気持ちよく汗をかいて歩くと280キロカロリーを消費します。

もしあなたが最近太り気味なら、毎日合計1時間歩き、一週間で2000キロカロリーを消費するようなプログラムが、ダイエットのために必要です。

まずは一日30分、週5日の心地よい運動から始めて、時間を延長していってください。

歩く速さは運動中の呼吸状態を目安にして調整します。

例えて言えば、歩行中パートナーと会話が可能なくらいの余裕がなければいけません。つまりやや息が切れる、少し動悸がする程度の自覚症状で、無理なく呼吸が続く有酸素運動であることが必要です。そうすることで、歩くときに活動する骨格筋が必要なエネルギーを、糖と脂肪の双方から得られるのです。

さらに詳しく勉強したい方は、拙著『フィットネスのためのノルディックウォーキング』などを参考にしてください。

適度な運動は内因性の抗酸化機能を高める

有酸素運動というのは、人が食物から摂取した糖質や脂質を、酸素を用いて燃やしてエネルギー生産する運動のことです。

その代謝はミトコンドリアで行われ、先にお話しした、やや息が切れる程度の強さであれば、糖質と脂質の双方をそのエネルギー源として用いることができます。

もし呼吸が追いつかないような激しい運動をして、酸素が不足して無酸素系の代謝機構が働くと、エネルギー源となるのは糖質（ブドウ糖とグリコーゲン）のみとなり脂肪は利用されません。

またグリコーゲンが分解してできた乳酸（疲労物質）が筋肉内にたまってくるので、運動を長く続けることは困難になります。

このような高強度の運動では交感神経の緊張が高まり、高血圧の人では運動中に血圧が異常に上昇する、糖尿病の人では運動後の高血糖が持続するなど、健康上不都合な現象が起きることも多いのです。

ふだん運動不足の人や有病者は、ランニングなど高強度の運動を行う場合には、事前に医師に相談してメディカルチェックを受ける必要があります。

そこで心臓ほか眼、腎臓などに異常がないかをきちんと調べた上でないと、高強度の運動は、運動中心臓発作を起こすなど危険ですらあります。

もう一つ高強度の激しい運動が勧められない理由があります。激しい運動では酸素消費量が増加し、その結果生じた活性酸素（フリーラジカル）が筋肉中のみならず血液中にも増加してくるからです。過剰な活性酸素は、体内に備わる抗酸化酵素の防御機能を上回ると、身体の細胞内のタンパク質やコレステロールなどの脂質が傷害をうけます。

その結果、がん、心臓発作、白内障、免疫力の低下などさまざまな病気が進行する可能性があるのです。

しかしウォーキングなどの適度な運動を継続して行うと、運動によって生じる活性酸素を最小に抑えると同時に、体内の抗酸化機能を高めることがわかっています。

エアロビクスの提唱者であるアメリカの著名な医師ケネス・H・クーパー博士は、こうした理由から激しいランニングより、軽いウォーキングを毎日行うことを勧めています。

第4章 どんな病気の予防効果があるか

高齢化とともに発症が増えるがんや認知症は大きな社会問題となっています。また中高齢の肥満や糖尿病患者数の増加は、将来、動脈硬化の進行から心血管病を併発する人が増え、これも医療費の高騰を招く大問題です。

現在増えつつあるこうした病気は、戦後日本人の食生活の変化（通称、食の欧米化と言われます）と関わりが深いとされていますが、食生活を見直すと言っても、なかなか有効な手立てがありません。

例えばもういちど和食（原点）に戻れと主張する人がいます。しかし戦後70年近くが経過して味覚に変化をきたした日本人が、今さら油っ気のない純和食に戻ることは不可能でしょう。

動物性タンパク質や脂肪の摂取量が増えるのは当然の成り行きです。

肉食に代表される動物性タンパク質の摂取量が増加するのは、現代の体格のよい若者たちの成長に必要であることは言うまでもありません。

週に数回の肉の摂取は、高齢者がしっかりした骨格や筋肉を保つためにも必要です。

しかし安易な肉食は危険です。

さらにハンバーガーやフライドポテトなどのファストフード、砂糖の多い清涼飲料水、大量生産された加工食品を安易に摂り続けることが、栄養面でどのような問題を生じ、将来どんな病気を発症するリスクとなるかをひとりひとりが自覚して、自身の食生活に対して賢明な行動をとることが求められます。

地中海式ダイエットにはさまざまな病気の予防効果が確認されています。

この章では心血管病、がん、肥満と糖尿病、アルツハイマー型認知症に対する予防効果について述べていきます。

1　心血管病

日本人の心血管病は増えている

日本人の心血管病（動脈硬化に基づく心臓病や血管疾患）が増えていると言われても、本当にそうなのかと思う人もいることでしょう。

日本はアメリカなど欧米諸国に比べて心血管病の代表である心筋梗塞の発症率、死亡率ともに少ないことはよく知られています。

それは大豆製品をよく摂り、魚好きの日本人は、肉を始めとした動物性脂肪の摂取量が少ないからだと説明されています。

しかしこの30年の間に高齢者が増えた影響を補正した急性心筋梗塞の年齢調整発症率が宮城県で約4倍になったという報告もあり、日本人の心臓病は着実に増えてきています。

さらに現在日本人の死因の第2位は心臓疾患であるという事実も見逃せません。

伝統的な日本食は獣肉など動物性食品の割合が少なく、低脂肪、低タンパク食であることが特徴でした。

これまで日本人に心臓病が少ない理由は、脂肪摂取割合が低い食生活の恩恵と考えられるのですが、現代の日本人の食事はもはやそうではありません。

肉を含めた動物性脂肪の摂取量が増え、血清コレステロール値が上昇、さらに肥満や糖尿病など心臓病の危険因子を合併する人が増えています。

その結果、まだ欧米諸国と比べて頻度は低いものの、日本でも心臓病が増えてきたのだと考えられます。

心臓病はバリバリ仕事をこなす一方で、日常ストレスが多く、責任の重い管理職の男性に好発します。

このような心臓病の発症リスクが高い人には、今日からでも地中海式ダイエットの長所を取り入れた食事を始めるメリットはとても大きいと考えられます。

なぜなら地中海式では、私たち日本人が獣肉を多くとらずに魚をよく食べるなど、和食の健康的と考えられている食習慣に加えて、さらに良質の油であるオリーヴオイルを使うことを勧めているからです。

つまり、これまで脂質の摂取に無頓着であり続けた日本人に、どんな脂質を積極的に摂ることが心臓病の予防になるのかを教えてくれるのが地中海式だからです。

さらに地中海式ダイエットが勧める食事には、動脈硬化の元凶となる酸化ＬＤＬコレステロールの発生を抑えるビタミンやポリフェノールなどの微量栄養素（ほんのわずかでも大事な働きをする）が多いことも特徴です。

良い脂質を摂ることが心臓病を防ぐ

地中海式ダイエットが心筋梗塞、脳梗塞の発症、および心血管病による死亡を防ぐという報告は、これまでにも数多く報告されています。

２０１３年４月、スペインに住む高血圧や脂質異常症、糖尿病など動脈硬化性疾患を加療中で、将来心臓病を発症するリスクが高い患者総勢７４４７人を対象に行われた最新の研究があります。

患者はオリーヴオイルあるいはナッツで補強された地中海式ダイエットを行うグループと食事中の脂質制限を行うグループに無作為に割り付けられ、どちらのグループで新規の心臓病の発症が予防されるかをみるものでした。

すると、地中海式ダイエットを行ったグループはそうでないグループより心血管病の発症が30％も少なく、地中海式ダイエットが心血管病を防ぐという有効性が確かめられました。

高血圧や糖尿病など動脈硬化性疾患を持ち心血管病のリスクの高い人は、原疾患の治療をきちんと行うことはむろんですが、食生活については地中海式ダイエットによる恩恵が大きいとする結果です。

食生活はどのように心臓病と関わるのでしょうか。

心臓は全身に血液を送り出す強靭なポンプです。そのポンプは筋肉でできており、心臓が24時間休みなく働き続けるためには、心臓を取り巻く冠動脈と呼ばれる血管を介して絶えず心筋に酸素と栄養が供給されなければなりません。

狭心症や心筋梗塞などの虚血性心疾患は、この冠動脈が狭窄あるいは閉塞して血流が途絶え、心臓が拍動するのに必要な酸素や栄養素が不足することでおきます。この狭窄を起こす病因がアテロームと呼ばれる粥状の脂質沈着物で、動脈硬化と呼ばれる病態の本体です。

アテロームは心臓から脳につながる大動脈や脳動脈などにもできやすく、狭心症、心筋梗塞、脳梗塞という病気は再発率が高く、別の臓器で発症することも多いのです。

高血圧、高LDL血症、糖尿病、家族が心臓発作を起こしたという家族歴（遺伝的な素因）が主たるリスクファクターですが、生活習慣の中でとくに関わりが深いのが食事と喫煙です。

心筋梗塞が地中海諸国と日本で少ない理由

食生活と虚血性心疾患はどのような関連があるのかという疑問に答える世界初の国際共同研究が、7カ国研究（Seven countries study）です。

1958年アメリカ、ミネソタ大学のアンセル・キーズ博士は、食生活を主とした生活習慣と虚血性心疾患の関連を明らかにするために国際共同研究を開始しました。戦渦を免れ物質面で豊かなアメリカでは、その当時すでに虚血性心疾患の増加が深刻な社会問題でした。

この研究が行われるヒントとなったのが、南イタリアや日本で心筋梗塞患者が少ないという事実でした。

7カ国研究に参加した国は、心臓病が多い国の代表として、アメリカ、フィンランド

（北欧）、オランダ（西欧）、心臓病が少ない国としてギリシア、イタリア、旧ユーゴスラビア（地中海諸国）と日本の7カ国でした。

地域によって冠動脈疾患の発症率になぜ違いが生じたのでしょうか。

血中コレステロール値が高い地域では心臓病が多いことはわかっていたものの、コレステロール値の違いが人種差によるのか、あるいは各国の人々の食事など生活習慣の違いから起きるのかを調べることが7カ国研究の大きな目的でした。

最初の10年間の追跡調査の結果、日本およびギリシアなど地中海諸国では心疾患の罹患率が低かったのに対して、フィンランドやアメリカでは心疾患が多いことがわかりました。各国の人々の食事内容を分析すると、フィンランドやアメリカでは総カロリーに占める脂肪摂取比率が40％で、脂肪の中でも肉やバターに含まれる飽和脂肪酸が半分以上を占めていました。

一方、当時の日本では、総脂肪摂取比率は10％以下、飽和脂肪酸はわずか3％以下の低値を示していました。

つまり米を主食とする日本では、元来、動物性脂肪の摂取量が欧米人に比べてきわめて少ないために、血中コレステロール値が低く、それが心臓病の予防に役立っていたのです。

それではギリシアや旧ユーゴスラビアなど地中海諸国ではどんな結果がでたのか。

エネルギー比率でみた脂肪摂取割合は20～30％であり、その脂肪内容はコレステロール上昇の原因となる飽和脂肪酸は10％以下、さらにオリーヴオイルやナッツなどにふくまれる一価不飽和脂肪酸の摂取割合が高いという特徴がありました。

つまり日本と異なり、地中海諸国では日常の食事で脂肪を十分摂っているが、その脂肪の種類が良質であるためにコレステロール値が上昇せず、心臓病の予防に役立っていたのです。

次頁の図表7は年齢調整した心筋梗塞罹患率の国際比較を表しています。

まずおわかりいただけるのは心筋梗塞という病気は圧倒的に男性に多い病気であるということです。

その理由は、男性の喫煙率が高いということと、女性にはエストロゲンという女性ホルモンに心臓血管を保護する作用があるからです。

図表7　年齢調整心筋梗塞罹患率の国際比較

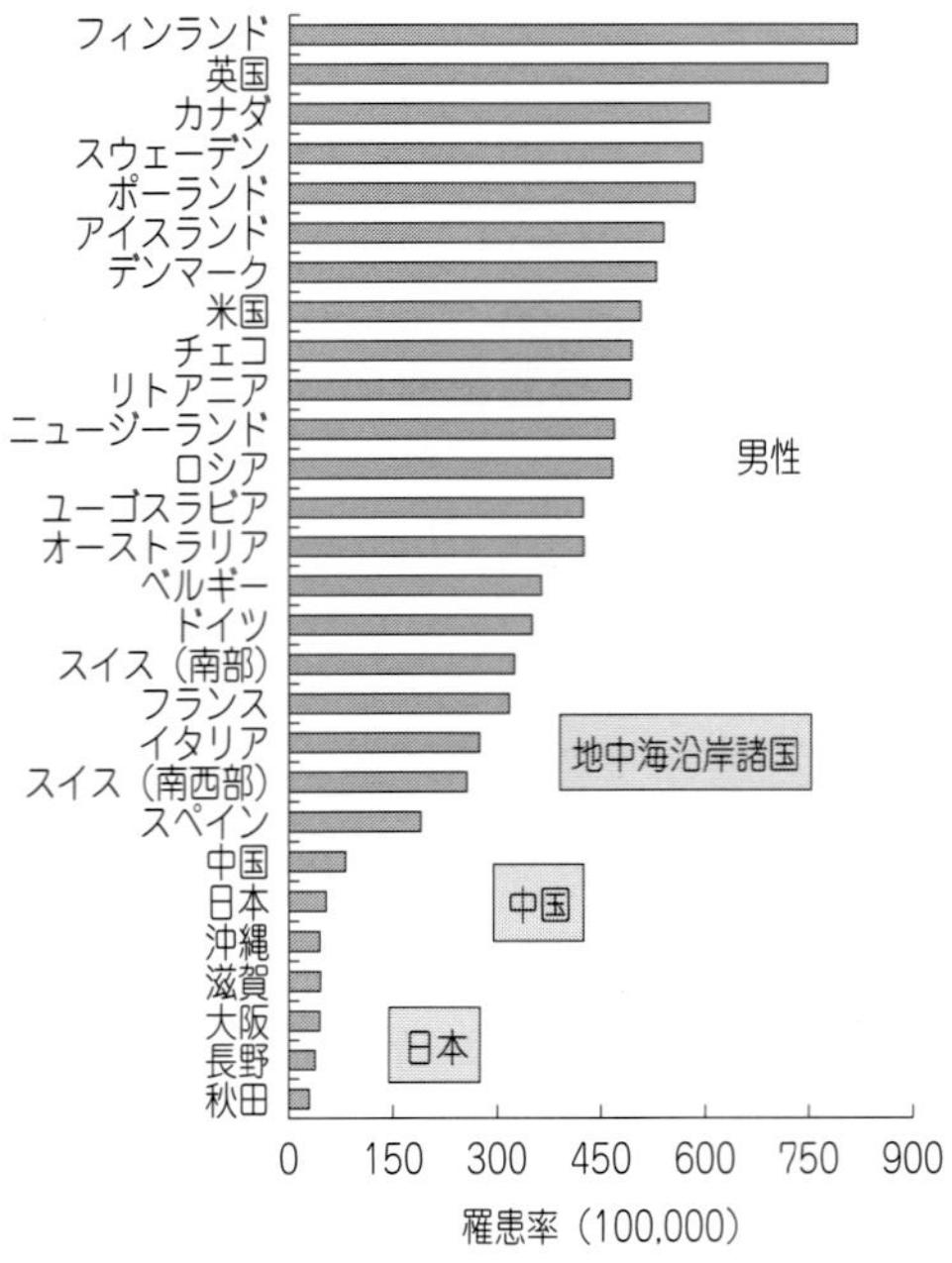

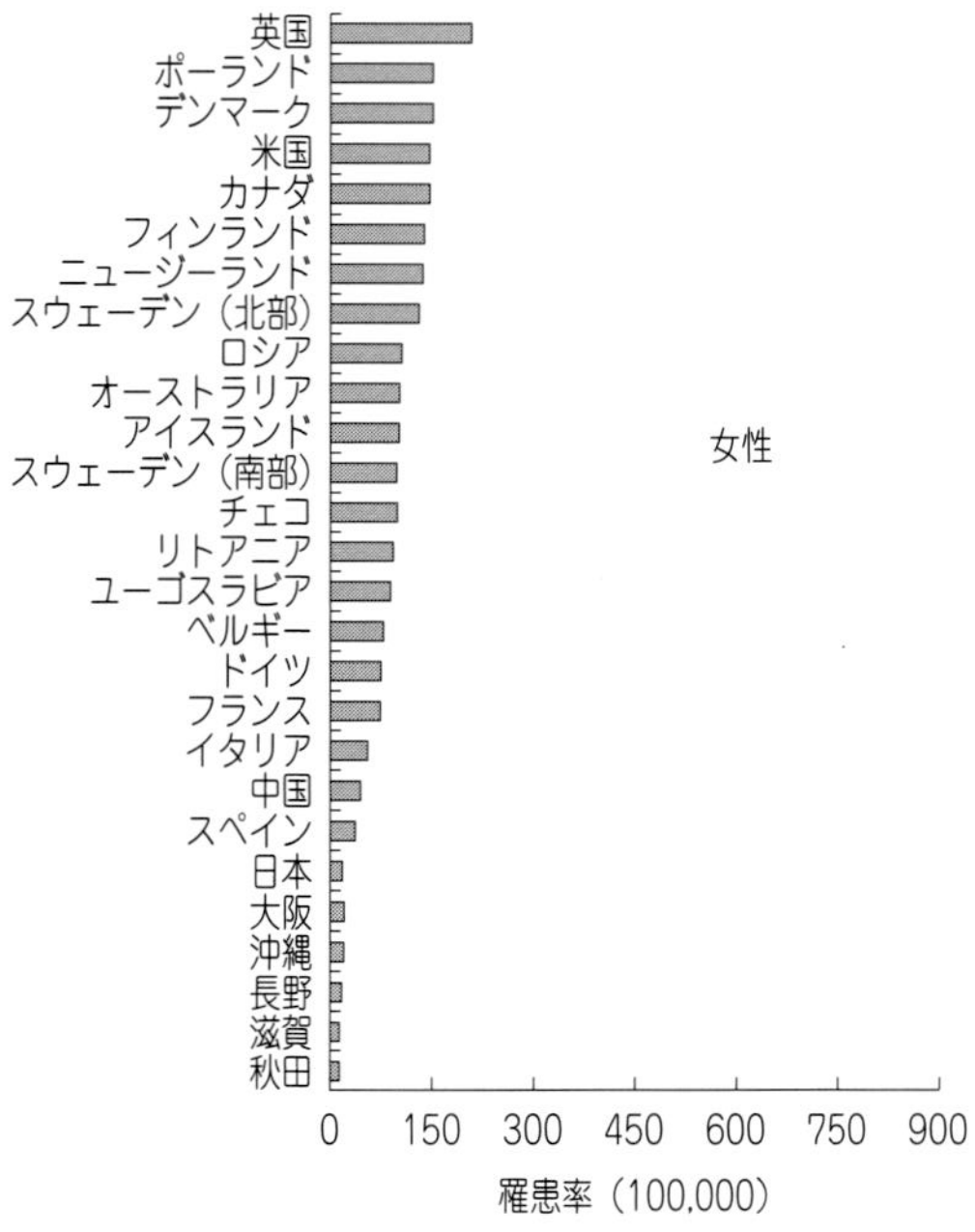

（上島　J. Atheroscler Thromb 2007 より改変）

国別の罹患率では、フィンランド、イギリス、カナダ、スウェーデンと緯度が高い国々で罹患率が高く、イタリアやスペインなど南欧諸国では罹患率が低く、さらに日本は低いのです。

欧米人に比べて獣肉を食べる機会が少ない日本人や中国人は、その結果コレステロールを上げる原因となる動物性脂肪の摂取量が減り心臓病が少なくなります。肉やクリーム、チーズなど動物性脂肪の摂取機会が多い地域の住人は、当然心臓病の発症リスクが上昇します。

図表8は、さまざまな国（地域住民）の血清コレステロール値と年齢調整した心筋梗塞死亡率を表しています。

集団で見た場合、血清コレステロール値が高いと、心筋梗塞死亡率が高くなるという正の相関を示していますが、注目したいのはフランスやポルトガルなど血清コレステロールが中等度に高い地域で心筋梗塞の死亡率が低い地域があるということで、ここにオリーヴオイルや赤ワインの消費が多い地中海諸国において心臓病が少ない秘密が隠されています。

図表8　血清コレステロール値と心筋梗塞死亡率

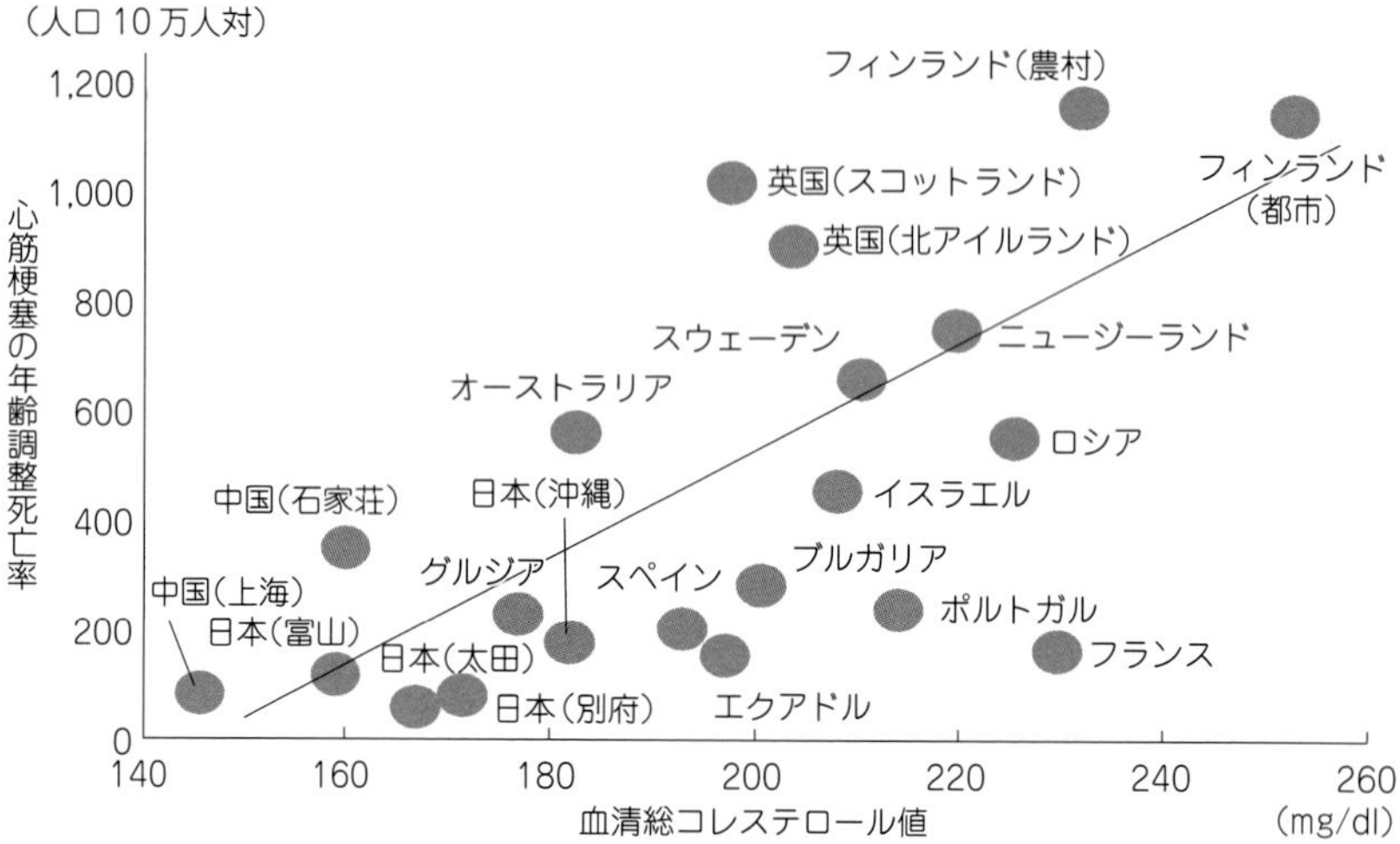

（YAMORI Y JMAJ 2009 より改変）

地中海の食事はＬＤＬコレステロールの酸化を防ぐ

コレステロールの中には善玉（ＨＤＬ）と悪玉（ＬＤＬ）があります。そして獣肉やクリーム、バターなど動物性脂肪に含まれる飽和脂肪酸がＬＤＬコレステロールを上昇させることもすでにお話ししました。

しかし本当に悪玉と呼ばれるのは酸化ＬＤＬコレステロールであることがわかってきています。

悪玉と呼ばれるＬＤＬコレステロールは、元来、肝臓から細胞や組織に必要なコレステロールを運ぶ役割を果たしています。

ただ日常の食事が動物性食品にかたよると、ＬＤＬコレステロールが動脈壁に溜まり、さらに酸化ストレスを受けて酸化ＬＤＬコレステロールに変化します。するとう白血球の一種であるマクロファージに異物として取り込まれてアテロームとなり、動脈硬化が急速に進行します。

酸化ストレス状態ではエネルギー代謝の過程で発生する活性酸素（フリーラジカル）による酸化作用が生体に備わる抗酸化作用を上まわり、身体の細胞やＤＮＡが傷害されますが、ＬＤＬコレステロールには酸化されやすい多価不飽和脂肪酸がふくまれます。

食品中の脂質は長時間保存されたり、安易に電子レンジで加熱されると酸化コレステロールが確実に増えてきます。

地中海の食事は、豊富な野菜や果物、ナッツ、赤ワインに含まれる栄養成分が総合的に抗酸化作用を発揮しますが、特に調理用油として用いるオリーヴオイルに利点があります。

オリーヴオイルが動脈硬化予防に役立つ理由

《オリーヴオイルが動脈硬化を予防する理由》

① オレイン酸（一価不飽和脂肪酸）を豊富に含む。オレイン酸は酸化されにくく加熱に強いので、揚げ物や炒め物など調理用油として最適。

② 飽和脂肪酸は少ししか含まない。ＬＤＬコレステロールを増加させない。

③ 必須多価不飽和脂肪酸（リノール酸、リノレン酸）は必要量含む。

④ 抗酸化物質が豊富。ビタミンＥ、βカロチン、ポリフェノールはＬＤＬコレステロールが酸化されることを防ぐ。

抗酸化作用の強いオリーヴオイルを調理用油に用いることのメリットが理解できます。

これと同じ理由で、ポリフェノールの多い赤ワインを食事中に適量飲むこともよいのです。

食後にフラボノイドの豊富なお茶やコーヒーを飲む習慣は、ただ口をさっぱりさせるだけでなく、体内の脂肪酸の酸化を防ぐ意味もあります。

これまでの和食は摂取脂肪量が少なく低カロリーという意味合いで健康的とされてきました。

しかし脂肪のすべてが悪いわけではありません。良い脂肪は積極的に摂るというのが現代栄養学の考え方です。

コレステロールもただ低ければよいというのではなく、日本を含めて血中コレステロール値が低い地域では脳卒中が起きやすいという問題もあります。

適度な肉の摂取（動物性タンパク質）は身体の発育だけでなく丈夫な血管の形成にも不可欠です。

また歩行障害をきたしやすい高齢者では、肉を食べないことによるタンパク質不足が筋肉の発育不良の原因になります。

つまり私たちは、病気をせずに生活の質の高い人生をおくるために、生涯にわたって良質の動物性たんぱく質を摂取し続けることが必要不可欠なのです。

ただ食の欧米化という言葉に流されずに、どのような食生活が動脈硬化、心血管病を予防するのかを考えることが大事でしょう。

2 がん

がんは遺伝子の変異によって起きる

がんは日本人の死因のトップです。生涯に男性の2人に1人、女性の3人に1人ががんになります。

これほどがんになる人が増えた理由は高齢化です。

しかしそれは単なる老化現象ではなく、長くがんを起こしやすいような環境要因にさらされた結果、遺伝子の変異や細胞の修復機構の破たんが積み重なってきたためです。

がんは私たちの身体の細胞の遺伝子に異常が起きるために発症します。

がんが遺伝子の病気と言われる理由は、細胞のがん化が、細胞にとって大事なタンパク質を作る特定遺伝子の突然変異によって起きるからです。

がん化に重要な役割を持つそれらの遺伝子は、発がんを促進させるがん遺伝子、発がんにブレーキをかけるがん抑制遺伝子に大別され、これまでに多くのがん遺伝子、がん抑制遺伝子が見つかっています。

がんは個体がもつがんになりやすい素因に、さまざまな環境要因が加わって発症する病気です。

がんの要因を遺伝的要因と環境要因に分けて考えたとき、環境要因がいかに大きいかを示す有名な移民研究があります。

日本人が米国に移住すると日本で罹患頻度の高い胃がんは、一世、二世、三世の順に米国白人のリスクに近づいて低下します。

一方、日本で罹患頻度の低い結腸がん、乳がん、前立腺がんなどは、一世、二世の順に白人のリスクに近づき、三世の結腸がんは白人をしのぐようになります。

つまり成人のがんの多くは遺伝的要因ではなく環境要因、そのなかでも生活習慣要因に規定されていることを表しています。

人間は長く生きていればいるほど、長年にわたって環境要因から受ける影響が蓄積して、がんに関わる遺伝子の変異を起こす頻度も高くなります。

環境要因のなかでも、長年の生活習慣（喫煙、飲酒、食習慣ほか）とがんの関わりは深いと考えられます。

それは、男性に多い喫煙や飲酒といった生活習慣が、男性に多い肺がん、食道がんのリスク要因となることからも明らかです。

がんの発症要因の30％は食事

一般的にがんの発症要因は30％がタバコ、30％が食事とするアメリカのハーバード大学の研究報告があります。

①たばこ……………30％
②食事………………30％
③運動不足…………5％
④職業………………5％
⑤遺伝………………5％
⑥ウイルス・細菌……5％
⑦その他

つまりがんの専門家は、がんの3分の1は喫煙によって、3分の1は不適切な食事によっておきると考えています。

1997年に公表されたWCRF（世界がん研究基金）、AICR（アメリカがん研究財団）の報告書には、野菜や果物など植物性食品を多く摂る、塩分を控える、適度のアルコール摂取を心がけるなど、食生活の改善による各種がんの予防効果に関する記載があります。

口腔・咽頭がん	35〜50％
食道がん	50〜75％
肺がん	20〜33％
胃がん	66〜75％
肝臓がん	33〜66％
結腸・直腸がん	66〜75％
乳がん	33〜55％

すなわち食生活の改善は、食べ物が通過する消化器官のみならず、肺や乳房においても高い予防率が示されました。

野菜や果物などが有するさまざまな成分が、体内で発生した活性酸素によってＤＮＡが損傷されることを防ぎ、また発がん物質を解毒する酵素の活性を高める作用をもつと考えられています。

特定の食物や栄養素とがん予防について可能性が高いものには、次のようなものがあります。（WCRF/AICR, 2007）

①　タマネギ、ニンニク、ラッキョウ、ネギなどアリウム系と呼ばれる野菜の胃がん予防
②　緑黄色野菜などカロテノイドを含む食物の肺がん予防
③　食物繊維、ニンニクの大腸がん予防
④　βカロチン、ビタミンCを含む食物の食道がん予防
⑤　葉酸の多い食物の膵臓がん予防
⑥　リコピン（トマト）、セレン（魚介類）の前立腺がん予防など

がんの予防には地中海式に代表される植物性の食事をすることが大切です。四季を通じて新鮮な野菜や果物を一日合計５皿、最低４００グラム以上食べることが推奨されています。

地中海式ダイエットとがん予防

２００８年ギリシアの医師グループは、２万５６２３人を対象に食事とがんの発症の関係を平均７・９年追跡調査した結果、地中海式ダイエットの順守度が高いとすべてのがんの発症が低いという事実を見いだしました。

しかし、オリーヴオイルなど地中海式ダイエットの個々の食品摂取とがんの発症に関連性を見いだすことはできませんでした。

その理由として考えられるのは、個々の食品が組み合わされた食事全体として考えた時、がんを予防する生物学的相互作用が高まるという推理です。

地中海式では食事をスコアー化（第５章を参照）して評価しますが、スコアー化することは予防にかかわる累積効果をよく反映していると考えられます。

実際、食べ物のある成分だけを抜き出してサプリメントなどで病気を予防しようという試みの多くは失敗しています。

さて、そのような食事のスコアー化を推奨する地中海式ダイエットを続けると、胃がんや乳がんの発症リスクが低下するとする研究報告があります。

胃がんは日本人の食生活、とくに塩分の摂取と深い関わりのあるがんで、つい最近までがんの第一位を占めていました。

近年胃がんの原因としてヘリコバクターピロリ菌の感染が確定的になりました。ピロリ菌は40歳以上の日本人の7割が保有する細菌です（現在ではこうした細菌感染の機会は減っており、胃がんの発症率、死亡率ともに減少傾向にあります）。

塩分の多い食事は胃粘膜を保護する粘液を破壊することで、ヘリコバクターピロリの持続感染を起こし、胃は慢性炎症により胃がんになりやすくなります。

漬け物、明太子など塩蔵食品は保存過程で発がん物質のニトロソ化合物が産生され、胃がん予防のためにはこうした塩分の多い食品は避けなければいけません。

一方で、野菜や果物の摂取不足と胃がんの増加の関係は日本でも指摘されてきました。

2010年に発表された、ヨーロッパ10カ国の成人を対象にがんと栄養を調査する目的で行われた追跡調査（コホート研究）では、柑橘系の果物や食物繊維の豊富なシリアルを多く摂り、肉を摂りすぎない、つまり地中海式食事が胃がんの発症リスクを低下させることがわかりました。

図表9　発がんのプロセス

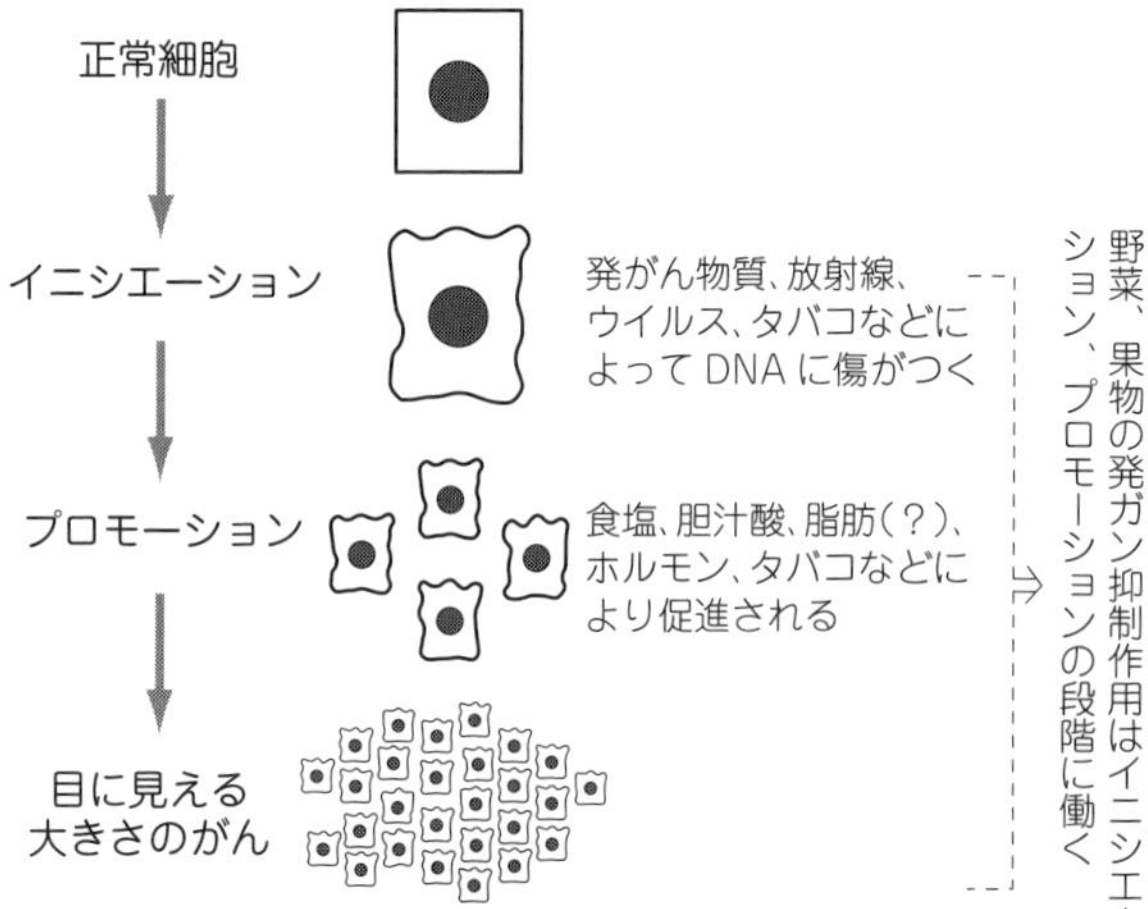
正常細胞
イニシエーション
発がん物質、放射線、
ウイルス、タバコなどに
よってDNAに傷がつく
プロモーション
食塩、胆汁酸、脂肪（？）、
ホルモン、タバコなどに
より促進される
目に見える
大きさのがん
20〜30年かかる
野菜、果物の発ガン抑制作用はイニシエーション、プロモーションの段階に働く

（廣畑富雄「食事しだいでがんは防げる」より）

発がんにはイニシエーション（発がんの引き金にあたる）と呼ばれる第一段階と、プロモーション（がん化の促進）と呼ばれる第二段階があります。

ビタミンCやカロテノイド、フラボノイド、ポリフェノールなど抗酸化物質が豊富な食事にはその二段階の発がん過程を抑制することがわかっています。

また塩蔵食品に多いニトロソ化合物は、肉を加工、加熱した際にも生じますが、全粒穀物の摂取はニトロソ化合物を掃除してくれると考えられています。

塩分の多い日本人の食生活は高血圧や脳卒中との関わりだけでなく、がんとも関わっていたのです。

脂肪摂取の増加が原因と考えられるがん

もうひとつ、地中海式ダイエットが予防に役立つとされているのは乳がんです。乳がんは西欧諸国で多く、高脂肪食との関連が疑われているものの、これまで脂肪摂取と乳がんの関係は明らかになってはいません。

大豆製品を多く摂る日本人は、西洋人と比べて乳がんが少ない特徴があり、これは大豆に含まれるイソフラボンのおかげと考えられています。

近年日本でも乳がんが増えてきた理由として、日本食の機会が減り、味噌や豆腐からとるイソフラボンが減ってきたことが原因なのかもしれません。

閉経後の乳がんの発症リスクを増やす原因としては肥満との関係が確実（WCRF/AICR, 2007）とされています。

肥満を避けるためには、運動をすること、高カロリー食品や甘い飲み物を控えることが大事ですが、なかでも肉、高脂肪のチーズ、生クリームなど動物性脂肪の摂り過ぎ（いわゆる西洋型の食生活）がよくないと考えられます。

こうした観点から、２００９年フランスで閉経後乳がんと食生活との関係を調べる大規模な疫学調査の結果が発表されました。

対象となった6万人を超える女性の食事パターンは大きく二つに分類されました。一つは加工肉やフライドポテト、ケーキなどの摂取と飲酒量が多く、クリーム、バター、マヨネーズをよく使う西洋型食事、二つ目は野菜、果物、魚介類をよく摂ってオリーヴオイルを使う地中海式食事の二つのパターンです。

すると西洋型食事を摂り続けると乳がんのリスクが20％上昇、逆に地中海式食事は15％低下するという結果がでました。

現時点で、乳癌の発症要因として脂肪摂取は確信犯ではないものの、加工肉やクリームに含まれる脂肪は気をつけて摂らないといけないことは疑いを入れないでしょう。

最近日本人に多い大腸がん、前立腺がん、子宮体がんも脂肪摂取との関わりが指摘されており、無分別に脂肪をとる西洋型食事には注意が必要です。

牛や豚など赤肉の摂取量は1日80グラム以下にすべきと勧告されていますが、これは現代日本人の平均的な1日の肉の摂取量です。今以上に赤肉を食べないよう、また高脂肪のチーズなどの乳製品は頻繁に食べないようにしましょう。

3　肥満、糖尿病

現代の疫病、肥満

肥満は現代の疫病（伝染病）と言われます。

経済協力開発機構（ＯＥＣＤ）の調査によると、ＯＥＣＤ諸国で１９８０年までには肥満の割合は10人に１人だったのが、２０１０年ではＯＥＣＤ諸国の半数で、２人に１人が肥満ないしは過体重であると報告されています。

15歳以上の肥満率をみると、アメリカではＢＭＩ30以上の肥満者の割合は３２・２％であるのに対して、日本では３・２％（ＢＭＩ25～30の過体重は２１・６％）と、欧米諸国と比べて少ない方です。

日本では欧米人のような肥満は少ないので、ＢＭＩ25以上を肥満と定義しています。

つまり日本人成人の４人に１人が肥満という計算になります。肥満は糖尿病を始めさまざまな合併症を起こし、肥満が及ぼす健康や医療経済の問題を考えると４人に１人の人をそのままにしておくことはできません。

包括的な肥満対策が実施されると、日本で肥満に関わる慢性疾患による年間死亡者数を

図表10　成人肥満比率（BMI≧30）の各国比較（OECD諸国）

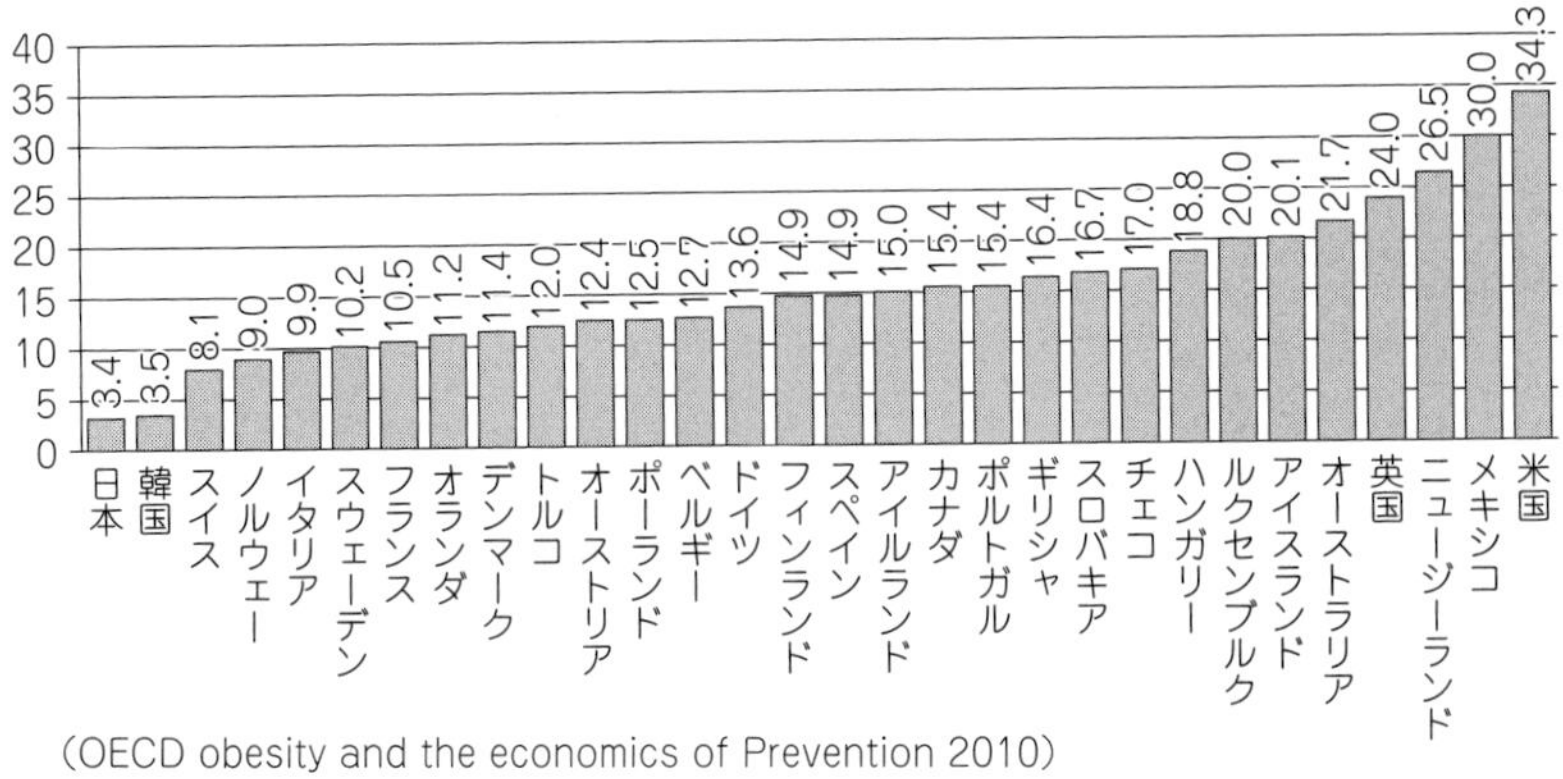

（OECD obesity and the economics of Prevention 2010）

図表11　肥満に起因ないし関連し、減量を要する健康障害

1．肥満症の診断基準に必須な健康障害

1）耐糖能障害（2型糖尿病・耐糖能異常など）
2）脂質異常症
3）高血圧
4）高尿酸血症・痛風
5）冠動脈疾患：心筋梗塞・狭心症
6）脳梗塞：脳血栓症・一過性脳虚血発作（TIA）
7）非アルコール性脂肪性肝疾患（NAFLD）
8）月経異常・不妊
9）閉塞性睡眠時無呼吸症候群（OSAS）・肥満低換気症候群
10）運動器疾患：変形性関節症（膝・股関節）・変形性脊椎症、手指の変形性関節症
11）肥満関連腎臓病

2．診断基準には含めないが、肥満に関連する健康障害

1）悪性疾患：大腸がん、食道がん（腺がん）、子宮体がん、膵臓がん、腎臓がん、乳がん、肝臓がん
2）良性疾患：胆石症、静脈血栓症・肺塞栓症、気管支喘息、皮膚疾患、男性不妊、胃食道逆流症、精神疾患

（肥満症診療ガイドライン2016より改変）

15万人も減らすことができると推計されているのです。

疫病は、まずその病気を起こす原因（ウイルスや細菌）を突きとめて、感染対策をきちんと行えば、流行を食い止めることが可能です。

ところが先進国はおろか一部の発展途上国においても肥満者が増加している現実は、世界的に蔓延している肥満の病因（コンピュータや車の普及による運動不足、ファストフードなどによる食環境の変化）は、はっきりしているものの、その流行を防ぐ手立てが見つかっていないことを表しています。

地中海式ダイエットは肥満・糖尿病を予防する

地中海式ダイエットが肥満や糖尿病の予防に役立つとする多くの研究結果があります。

２００８年イスラエルの研究者によって行われた三つの食事法の2年間比較試験では、低脂肪食と比べて、地中海食と低炭水化物食で体重減少幅が大きい結果が出ました。

2年間のダイエットを終了し、低脂肪食を摂ったグループは平均２・９キロ、地中海食は４・４キロ、低炭水化物食は４・７キロの体重減少を認めたのです。

さらに、糖尿病のある参加者に限ってみると、空腹時血糖値が最も改善したのは地中海食のグループでした。

この三つの食事の比較試験はさらに4年間追跡調査されました。すると地中海食を続けたグループのリバウンドが最も少なく、地中海式ダイエットの継続率が高いことが証明されたのです。

同じく2008年、スペインで行われた前向きコホート研究では、1万3000人を対象に食習慣と糖尿病発症の関係を4・4年間追跡調査し、地中海食の順守度が最も高い人は最も低い人に比べて、新規に糖尿病になるリスクが83%も低いという結果がでました。

こうした研究結果をそのまますぐに日本人に当てはめることはできませんが、今一度、日本人が肥満になってはいけない理由を考えてみましょう。

日本と地中海諸国のどちらも食生活が変化し、肥満が社会問題化しています。日本で肥満や糖尿病の患者が増えているのは、運動不足と食生活の欧米化が原因です。食生活の欧米化とは、白米を主食とした和食の食習慣が薄れ、魚を食べる代わりに脂の多い肉食と、ソフトドリンクやスナックなど糖分や塩分の多い間食の機会が増えてきたことを意味しており、こうした食生活を続けていると肥満（とくに内臓脂肪型肥満、メタボリックシンドローム）になる人が増えます。

動物性脂肪の多い肉を食べ続けると、身体の中でインスリンの働きが悪くなり糖尿病が発症するのです。

現在、実は同じことが地中海諸国でも問題になっています。

2008年7月に公開されたFAO（国際連合食糧農業機関）のレポートによると、ギリシア、イタリア、スペインなど地中海諸国において肥満者が急増している実態が明らかになりました。

その背景は、北に比べて貧しかった南欧の人々が経済的に豊かになり、カロリーの高い動物性食品を多く摂るようになったことがあげられます。

さらにスーパーマーケットの進出による食品流通の変化、女性の社会進出、ファストフードレストランでの外食の増加により、伝統的な地中海の食事に代わって、より脂肪が多く塩分過多で、甘い食べ物を摂るようになったためと分析しています。

小太りでも日本人は糖尿病になりやすい

地中海式ダイエットのピラミッドでは、甘い菓子や脂の多い獣肉を摂る頻度は低く、脂肪源としては植物性のオリーヴオイル、動物性のものは低脂肪の乳製品、脂の少ない鶏肉、良質の油を含む魚を適量とることが勧められます。

つまり穀物からなる主食を適量摂り、野菜、豆類、種実類など副菜を毎日摂ることが大事なのですが、塩分脂肪分の多いファストフードやスナック、甘いソフトドリンクの摂取機会の多い日本の青少年が、そうした食習慣をそのまま持ち越すと、中年期に肥満やメタボ、糖尿病を発症する可能性が高まります。

平成22年の国民健康栄養調査によると、日本人成人の肥満者（ＢＭＩ25以上）の割合は、男性で約30％、女性では20％です（欧米ではＢＭＩ30以上を肥満と定義しますが、日本ではＢＭＩ25以上を肥満と定義します）。

ＢＭＩ30以上の肥満者はアメリカでは人口の30％を超えていますが、日本ではわずか3％です。

肥満度にそれほど違いがあるにもかかわらず、糖尿病の有病率はアメリカと日本との間に大差はありません。日本人（アジア人）は欧米白人に比べてインスリン分泌能力が低いこと、さらに日本人は内臓脂肪を溜め込みやすく、体重が正常でも内臓脂肪が増加して、糖代謝異常を伴うメタボリックシンドロームを起こすことがその理由です。

日本人が極力肥満にならないよう気をつけなければならない理由はここにあります。

肥満、糖尿病を予防する食事

植物性食品が豊かな地中海式食事が肥満や糖尿病を予防するのはどうしてでしょうか。

地中海食で日常食される全粒穀物のシリアルやパン、アルデンテに茹でられたパスタ、生野菜や果物、豆類、種実類には食物繊維が多く、さらに血糖の消化吸収が緩やか、すなわちグリセミックインデックスが低い特徴があります。

グリセミックインデックスとは食品に含まれる糖質が体内でブドウ糖に分解されて吸収されるスピードをあらわしたものです。それは食品の種類や調理法、精製度によって変化します。

グリセミックインデックス（ＧＩ）が高い食べ物は、食後血糖値が上がりやすくインスリンの分泌が過剰となり、脂肪合成が促進されやすいので、高ＧＩ食品に偏った食事は避けなければなりません。

図表12　食品のグリセミックインデックス（GI）

一般に、55以下のものは低GI値食品、70以上のものは高GI値食品、55～70の間は、その中間と考えられています。

米

	GI値
玄米	55
精白米（日本米）	88

蕎麦

	GI値
蕎麦	59

パン

	GI値
マフィン	62
ライ麦パン	65
クロワッサン	67
全粒粉パン	69
白パン	70
ベーグル	72
フランスパン	95

パスタ

	GI値
フェットチーネ	32
スパゲッティ（全粒粉）	37
スパゲッティ	41
カペリーニ	45
マカロニ	45
リングイーネ	46

シリアル

	GI値
オールブラン	42
コーンフレーク	84

豆類

	GI値
ピーナッツ	14
大豆	18
インゲン豆	27
レンズ豆	29
ヒヨコ豆	33
ソラ豆	79

根・野菜

	GI値
サツマイモ	54
スイートコーン	55
ビート	64
ニンジン	71
カボチャ	75
ジャガイモ（焼）	85

果物

	GI値
サクランボ	22
グレープフルーツ	25
モモ	28
リンゴ	36
西洋ナシ	36
プラム	39
リンゴジュース	41
オレンジ	43
キウイ	52
バナナ	53
マンゴー	55
オレンジジュース	57
パパイヤ	58
レーズン	64
パイナップル	66
スイカ	72

（横山淳一「低インスリン らくらくダイエット」より）

例えば、グリセミックインデックスの低いシリアルやパスタを主食とし、やはり低ＧＩ食品である野菜、豆、ナッツを副菜で摂り、リンゴ、ナシ、オレンジ、モモ、ベリーなど低ＧＩの果物を欠かさず摂る食事を半年間続けた結果、２型糖尿病の患者の血糖コントロールが改善したとするカナダの研究報告もあります。

地中海式ダイエットがどうして肥満や糖尿病の予防に役立つのか、そのメカニズムをまとめます。

日々とる食事（和食）に、地中海式ダイエットの長所を取り入れてみてください。

《肥満予防のメカニズム》

① 食物繊維が多いこと。
② 主たる脂肪はオリーヴオイルである。
③ 野菜、果物を多く摂る低エネルギー食（食物重量あたりのカロリーが低い）である。

《糖尿病予防のメカニズム》

①肥満、とくにインスリン抵抗性を促す内臓脂肪型肥満を防ぐ。

②抗酸化作用のある植物性食品が酸化ストレスを軽減し、インスリン抵抗性や膵臓β細胞の破壊を防ぐ。

③野菜、豆類、種実類などマグネシウムが豊富であることが、糖尿病の発症を防ぐ。

④適度な飲酒はアディポネクチンを増やしインスリン感受性を高める。

⑤グリセミックインデックスの低い食物、シリアルなどに含まれる食物繊維は、糖の吸収速度を緩め血清インスリンを軽減する。

⑥糖尿病の発症を高める飽和脂肪酸（獣肉など）の摂取が少ない。

4 アルツハイマー型認知症

食習慣と認知症には深い関係がある

最近、高齢者に多い認知症が日常の食事で予防できるのではないかという研究報告が数多くあります。

２００６年アメリカニューヨーク市民を対象に行われた４年間の追跡調査では、地中海式ダイエットを忠実に続けた人たちに認知症の発症が少なかったと報告されました。
地中海食のスコアーに基づいてこのダイエットにもっとも忠実な人は、もっとも忠実でない人と比べてアルツハイマー型認知症の発症リスクが40％も低かったのです。

心臓病やがんと同じく、高齢化とともに発症頻度が高くなる認知症も食を中心とする生活習慣と深い結びつきがありそうです。

２０１８年の日本人の平均寿命は、男性81・25歳（世界第3位）、女性87・32歳（同第2位）で過去最高となったものの、現在85歳以上の高齢者の半数が認知症にかかっていると報告されています。
心身ともに健康で長生きできるのであれば結構なことですが、加齢とともに増える病気の中でも認知症は特別の意味をもっています。
というわけは、認知症は現状では根本的な治療法がまだなく、ひとたび発症すると徐々に進行し、本人の与り知らないところで家族や周囲の人たちにさまざまな負担を強いることになるからです。

若い時から頭をよく使うことが認知症を予防すると言われます。

図表13　認知症患者数の経年変化（鳥取県大山町）

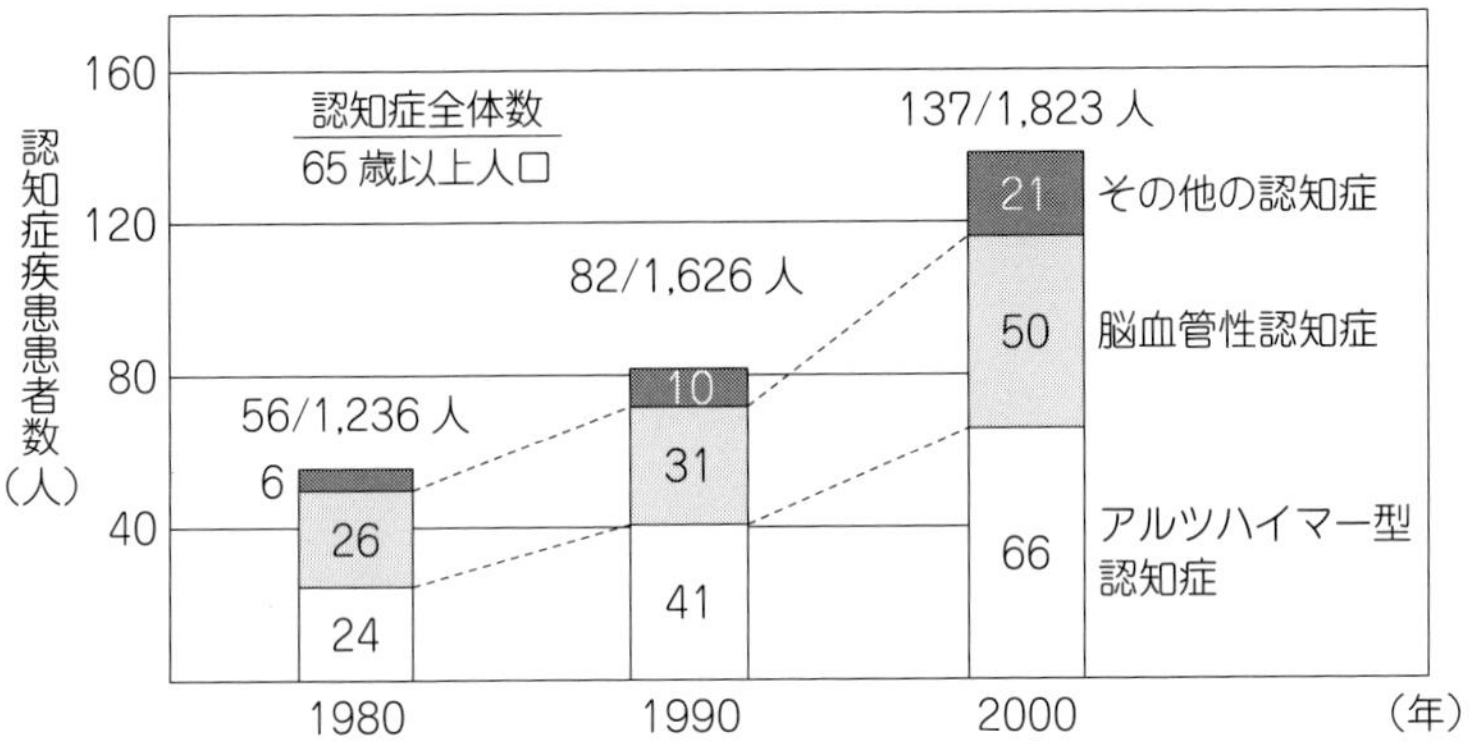

（涌谷ほか　Dementia japan 2001より改変）

しかし元ハリウッド俳優で、後に州知事から大統領にまでなったアメリカのレーガン氏の例を引くまでもなく、若い時からかなり知的労働に従事したと思われる人がアルツハイマー型認知症と診断されることもあるのです。

日本の認知症患者数の経年変化を追った研究があります。

鳥取県大山町の認知症患者の変化（図表13）をみると、この20年の間に明らかに患者数は増加しています。

認知症の分類をみると、1980年では脳血管性認知症がアルツハイマー型より多かったのが、1990年以降は逆転してアルツハイマー型が優位となり、いわゆる欧米型となりました。

脳血管性認知症では脳の深い部分（深部灰白質）に小さな梗塞が多発していますが、アルツハイマー型では海馬と呼ばれる部分の脳萎縮が著明で発症原因が異なります。

正常な脳神経細胞が変性を起こしてアルツハイマーになる

正常な脳の神経細胞は、神経細胞体から細長い軸索が伸びて、それが次の神経細胞と連なることでネットワークを構成しています。

神経細胞と神経細胞がつながる部分はシナプスとよばれ、ノルアドレナリン、ドーパミン、セロトニンなどの神経伝達物質を受け渡すことで信号を伝えています。

アルツハイマーの人の脳組織には、老人斑と呼ばれるシミができることによって、シナプスが破壊されて脳の神経回路に異常をきたします。

この老人斑は、もともと脳の神経細胞の形成にとって必要なアミロイド蛋白が変性してアミロイドβ蛋白となり、神経細胞外に沈着したものです。

なぜ正常な神経細胞が変性を起こすのでしょうか。

図表14を見ていただくとわかるように、アルツハイマー病になりやすい遺伝的素因（アポリポ蛋白Ｅ４）を持つ人に、加齢、酸化ストレス、炎症、脳血管障害などの要因が加わることによってアミロイドβ蛋白（老人斑）が形成されると推定されています。

図表14　アルツハイマー病

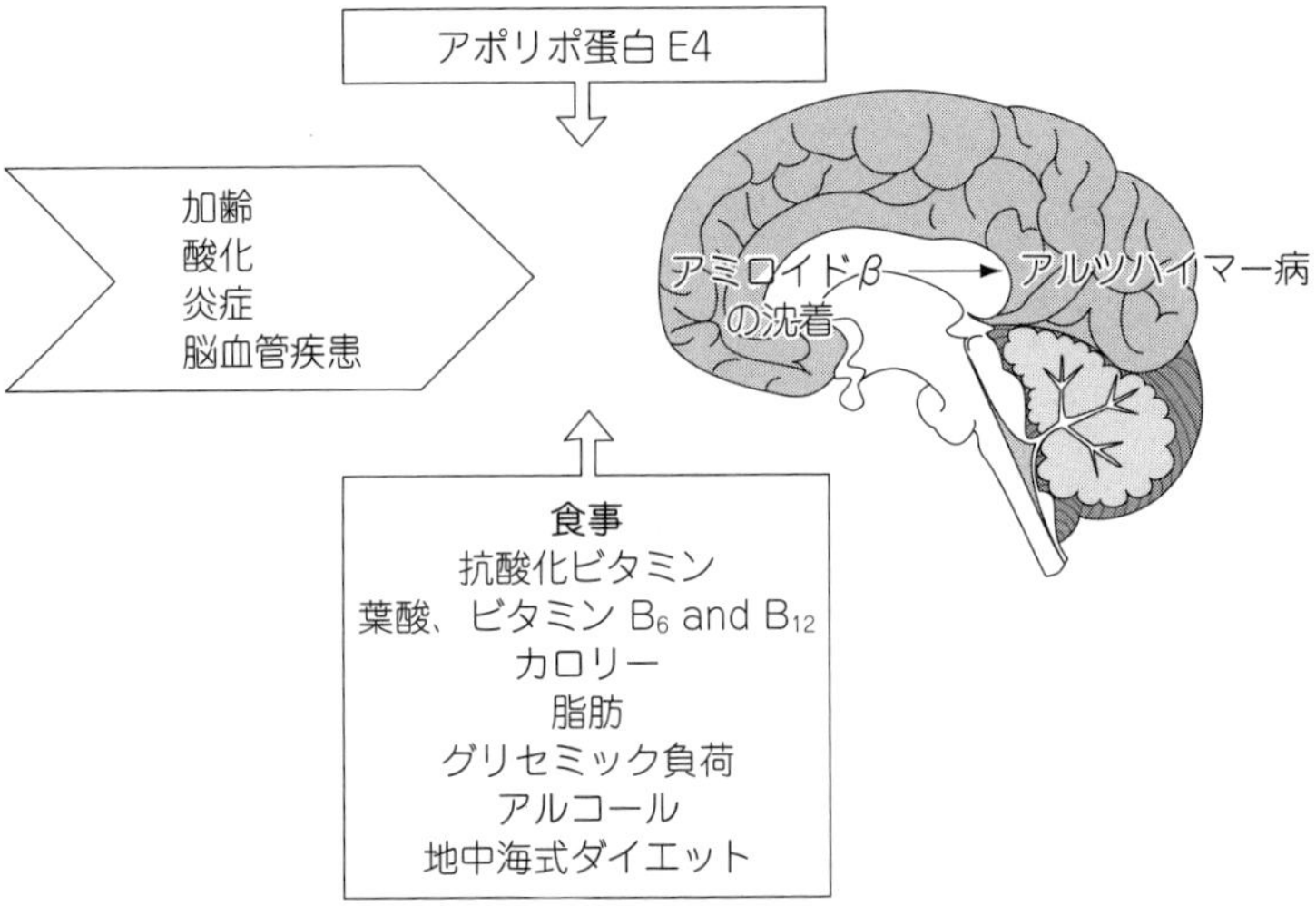

（José A. Luchsinger Curr Neurosci Rep 2007より改変）

アポリポ蛋白E遺伝子にはE2、E3、E4と3種類ありますが、両親から一つずつ合計二つのE4遺伝子を受け継いだ人は、アルツハイマー病になる確率が5倍になります。しかしすべての人が発病するわけではなく、発症率は25%です。その理由のひとつとして環境要因としての食事の影響が考えられているのです。

日本で脳血管性認知症が減った理由は高血圧治療が進歩して脳卒中を起こす人が減ったためですが、その後、欧米と同様アルツハイマー型が増えてきた理由に生活習慣の変化が影響していると考えられています。

脳の老化はなぜ起きるのか

アルツハイマー型認知症のような脳の変性疾患と食事の関係を考えるとき、一般論として脳の老化は何が原因で起きるのかを考える必要があります。

脳の老化が起きる第一の原因は、脳の栄養不足です。

脳の重量は体重のわずか2％、体重60キロの人なら脳の重量は1・2キロですが、身体全体で消費されるエネルギー（ブドウ糖）の18％が脳で消費されています。

つまりそれほど脳は大食漢なのです。

大量のブドウ糖をエネルギーとして消費する脳に、動脈硬化が進行して血管が詰まり、血流が途絶えればどうなるのか。

栄養（ブドウ糖）と酸素が脳に運ばれなくなり、脳は栄養不足に陥り、脳の老化が進行するのです。

脳の老化が起きる第二の原因は、活性酸素（フリーラジカル）です。

大食漢の脳がブドウ糖を酸化してエネルギーを産生する過程で大量の活性酸素が発生します。

加齢とともに身体に備わる抗酸化機能が低下すると、活性酸素が脳の神経組織、とくに脂質に富んだ軸索を蔽う髄鞘や、シナプスの神経細胞膜を傷つけることで神経回路の機能が劣化します。

それを予防するのは毎日の食事から摂る抗酸化物質の豊富な食べ物です。

毎日の食事が脳の健康を左右する

こうした理由で脳の神経細胞が正常に活動するために日々の食事から得られる栄養がいかに大事かおわかりになるでしょう。

食べ物が消化されて、穀物など炭水化物はブドウ糖に、肉や魚のタンパク質はアミノ酸に分解されて小腸から吸収され、門脈を介して血流にのります。

脂肪は脂肪酸まで分解された後、中性脂肪（カイロミクロン）に再合成され、腸管リンパ管を経て静脈に送られ、最終的に脳に供給されます。

アミノ酸は神経伝達物質の原料となり、脂肪酸は神経細胞膜の材料です。

つまり毎日どんなものを食べているかによって、エネルギー代謝、新陳代謝が盛んな脳神経細胞の機能に差が生じてくるのです。

脳組織の成分を調べると、脳重量の半分すなわち50％は脂肪からできています。

図表15　疫学調査からみた食習慣と認知症の関係

1997年　ロッテルダム住民の疫学調査 魚摂取量が多い人はアルツハイマー型認知症の発症リスクが低かった。飽和脂肪酸（コレステロール）は血管性認知症のリスクが上昇。
2001年　日本人の栄養調査 偏食があり魚と緑黄色野菜の摂取が少ない人はアルツハイマー型認知症が多い。
2001年　米国看護師の健康調査 魚を週2回以上食べると脳梗塞の発症リスクが半減した。
2006～2007年　ニューヨーク市民対象の疫学調査 地中海式食事に忠実な人はアルツハイマー型認知症の発症リスク、死亡リスクが低かった。
2009年6月　フランスボルドー市民の疫学調査 地中海式食事に忠実な人では認知機能の低下が穏やかだった。

脳の神経細胞の機能を良好に保つために、日々の食事からどんな脂質を摂っているかが認知症予防の鍵になります。

豚や牛など獣肉の脂は飽和脂肪酸が多いのが特徴です。飽和脂肪酸はすべて水素で飽和結合し常温で固まりやすいのに対して、魚油や植物油に含まれる不飽和脂肪酸は結合部がすべて水素結合していないので、柔軟性があります。

肉や魚、植物性オイルなど、脂質のそのような特徴が神経細胞膜の性質に影響を与えるのです。

魚油の不飽和脂肪酸にはＥＰＡ（オメガ３系多価不飽和脂肪酸）が豊富で、これが脳に達するとＤＨＡとなりシナプスの発育を促すので、成長期の子どもは魚を食べると頭がよくなると言われるのです。

また魚油には抗炎症作用や抗アレルギー作用があり、神経細胞の変性を予防します。

今から22年前、1997年に行われたロッテルダム研究から今日に至るまで、食生活と認知症の関係を図表15にまとめました。

偏食をしない、野菜や果物をよく食べる、肉を摂りすぎず魚をよく食べることが認知症予防に大事であるとわかります。

第5章

あなたの食事は何点?
――地中海式ダイエットのスコアーを使ってみる――

1　食生活を変えることはなぜ難しいのか

食事のときは誰でも自分が好きなものから食べ始めるのがふつうです。

身体に良いと分かっていても、野菜などは後回しにして、主菜の肉から手を付け主食の白米を食べ過ぎると、もはや胃袋には野菜の入る余地はありません。

結局栄養バランスの悪い、炭水化物や脂肪主体のカロリーの多い食事をして、あとで後悔にかられることがあります。

私のクリニックでは、これまで生活習慣病・肥満（ダイエット）外来を受診した大勢の患者さんの食事パターンを独自に調べて分析しています。

すると多くの人の食生活上の問題点が浮き彫りになります。

食べ物の好き嫌いや偏食は自分で意識していることが多いのですが、無意識的に過食をして、カロリーオーバーになっている人もいます。

それは、空腹でもないのに（満腹でないからという理由で）何かを食べる習慣のある人、ストレスなどでイライラして、本当はお腹が空いているわけでもないのに食べる習慣がある人、またデパートなどで美味しそうなお菓子を見るとむやみに食べたくなり買い込んでしまう人などです。

こうした食に関わる行動は食行動と呼ばれます。

食行動を決めるのは、最近では遺伝子（ＦＴＯ遺伝子、第2章　3太りやすい体質とはを参照）の影響もあると言われますが、現代社会特有のストレス、消費者を誘惑する食品産業のコマーシャリズムの影響が強いとも考えられます。

ダイエットを成功させることは、すなわち病気の芽を未然に摘み取り、素晴らしい健康を獲得するために必要であり、患者さんの誰もがそれを目標にダイエットに取り組みます。

先に上げた過食の元になる食行動の例はどれも正さなければならないもので、肥満治療の第一歩は、無意識に繰り返される悪しき食行動を見つけて、それを直していくことから始まります。

そして改めて言うまでもなく、食生活は肥満のみならず、さまざまな慢性疾患の発症に深く関わっています。それはわかっているがなかなか変えられないというのが多くの患者さんの悩みです。

2 よい食事をすることの真の報酬とは

なぜ変えられないのでしょうか。

その原因が先にお話しした生活上のストレスやコマーシャリズムにあるとすれば、患者さんと共にストレスの解消法を考え、また悪しき商業主義のわなに陥らないよう対策をたてることは可能です。

しかし、それとは別に、さあこれからダイエットに取り組もうと決心した場合、そのダイエット理論に基づいて食事をすることは自分にどんなメリットがあるのか、よい食事をすることの真の報酬は何かを理解していることが必要です。

そうした理解がないと、長続きせず、結局挫折してしまうことが多いのです。

スタンフォード大学の心理学者ケリー・マクゴニガル博士はベストセラーになった著書のなかで、「お菓子を止められないなど食べ物に対して自制心の弱い人は、まやかしの報酬と、人生に意義を与えてくれるようなほんとうの報酬を区別しなければならない」、と述べています。

私はこれまでの臨床経験から次のように思っています。

このままの食生活を続けてはよくないと知りつつ、食生活を変える決心がつかない患者さんには、よい食生活を続けることの真の報酬が何かをはっきり理解してもらうことが大事であると。

どんな食事をとることによって、あなたは健康上どんなメリットを受けられるのか、医学的なエビデンスの高い情報をきちんと整理して、説明して伝えること、それこそがダイエットを成功に導く秘訣なのです。

真の報酬とは、もちろん健康であることです。

しかしその報酬はあなた一人のものでなく、家族のものでもあります。
さらに大きな視点にたてば、その報酬は社会全体に還元されます。というのは、あなたが病気にならず健康であり続ければ、その分医療費を含む社会保障費が浮くことになり、もっと弱い人や重病の人たちを救うことになるからです。

現在、健康的な食事のゴールドスタンダードとして世界的な評価を受けている地中海式ダイエットを、私自身が始めて、また日常診療に導入し患者さんにアドバイスしながら10年以上になりますが、どうかこのダイエット（食事法）の長所をあなたの日常の食生活に取り入れて、素晴らしい健康を手に入れてくださいというのが本書の趣旨であり、筆者の願いです。

それでは、地中海式ダイエットの理論はわかったものの、現在の自分の食事を採点するとはたして何点くらいか、どこをどう改善するとどんな健康上のメリットが得られるのかという疑問を、読者の皆さんは感じ始めていると思います。

これからそのメソッドについてお話しします。

3　ダイエットスコアーは食事の予防累積効果を反映する

地中海の食事が心臓病を始め、がん、肥満と糖尿病、認知症などさまざまな病気の予防に役立つことを、これまでお話ししてきました。

その根拠となった疫学調査や臨床試験で、調査対象となった参加者がどのくらい地中海式に沿った食事をしているのかを評価するために、地中海式ダイエットのスコアーが用いられています。

このダイエットスコアーは全部で9項目（9点満点）から成り、地中海食の摂取頻度あるいは順守度を表しています。

なぜスコアー化するのかというと、食事の予防に関わる累積効果をよく反映すると考え

図表16　地中海式ダイエットのスコアー

①　豆類、種実類 ②　全粒穀物 ③　果物 ④　野菜 ⑤　魚 ⑥　オリーヴオイル	よく食べる ＋1点
⑦　獣肉 ⑧　乳製品（高脂肪のチーズやバター、クリームなど） ⑨　アルコール	ほどほどに 食べる/飲む ＋1点

られるからです。

すなわち、個々の食品（栄養素）でなく食事全体としてとらえることで、さまざまな病気の予防に関わる生物学的相互作用が高まるのです。

①から⑥までの6項目について、日常、豆類、種実類、全粒穀物、果物、野菜、魚をよく食べて、オリーヴオイルをよく使う人はプラス1点獲得できます。

一方、⑦から⑨の3項目について、獣肉、高脂肪の乳製品はほどほどに食べて、アルコールも適量をのむ人はプラス1点獲得し、合計9点満点で評価します。

よく、ほどほどにという言い方では、客観的に見て自分の食事がどうなのかがわかりません。

それを知るもっとも簡単な方法は、同世代の友人複数名と外食をした際、メンバーがどんなものを注文してよく食べる傾向があるかを観察します。

率先して必ず肉を注文する人、野菜をよく食べる人、魚は苦手で絶対に手をつけない人など、さまざまなパターンが考えられますが、ある食品の摂取に対して、その集団の中で自分の位置がわかります。

つまりある食品の摂取に対して、たとえば友人よりいつも野菜や果物を多く摂っていれば③、④について1点獲得、またワインは軽く1本飲んで、濃厚なチーズに目がないとすれば⑧、⑨について0点という具合です。

しかしそうしたやり方では問題が生じることもあります。

どういうことかと言うと、いっしょに食事に行った仲間が、健康意識の非常に強い人だったり、逆にまったくそのような意識のない人たちだった場合には、自己評価が変わってくるのではないかという問題です。

そうした集団のばらつきをなくすために、平成22年度の国民健康栄養調査の結果をもとに、各項目について日本人の平均摂取量（グラム／日）を記しました。

①～⑤、⑦、⑧の7項目については、その平均値を参考にして読者のみなさんのスコアーを計算してみてください。

⑥のオリーヴオイルは、イタリアでは1日平均40グラムを消費していますが、日本での摂取量はごく少量であり平均値がでません。そこで毎日使用していれば1点獲得とします。

本来⑥はオリーヴオイルの主成分であるオレイン酸と、飽和脂肪酸（パルミチン酸、ステアリン酸の合計）の比率で判定します。

オレイン酸、ＥＰＡ、ＤＨＡなどオメガ3脂肪酸、パルミチン酸など飽和脂肪酸の実際値は、血液検査をすることで確かめることができます。

また⑨のアルコールはワインに限らず適量とされているエタノール換算30グラムを基準値として用います。

4　ダイエットスコアーをつけてみる

①　豆類、種実類

平均的な日本人は豆腐や納豆など大豆製品をよく摂っているので、大豆が苦手という人でなければ1点獲得できます。

日本人の豆類の平均摂取量は男女ともに60グラム。大豆製品で考えると、納豆1包、豆腐3分の1丁にあたります。

大豆に限らず、小豆、インゲン豆、そら豆などの豆類は糖質、良質のタンパク質と脂肪が含まれ、栄養素は申し分ありません。

日本では大豆製品は主要なタンパク源として主菜に分類されますが、他の豆類は野菜などと同じ副菜に分類されています。

これに対して日本人の種実類摂取量は平均2グラムと極端に少ないのです。

大豆や豆類が苦手という人は、代わりに、毎日ひとつまみのナッツを摂りましょう。

ナッツひとつまみとは15グラムほどで、カロリーは80キロカロリー、すなわち植物油10グラム（大さじ1杯）に相当します。

ナッツをそれだけ摂れれば1点獲得ですが、脂肪分が多いナッツは摂りすぎに注意が必要です。

ナッツにはビタミンBのほか、良質な油である一価不飽和脂肪酸とビタミンEが含まれ、動脈硬化を予防する効果があります。

② 全粒穀物

毎日の食事で主食となる穀物。

米、小麦、大麦、トウモロコシ、ソバなどが含まれます。

日本人の一日あたりの穀物の平均摂取量は、茶碗にふつうに盛り付けたご飯3杯分にあたる450グラム（男性523グラム、女性380グラム）です。


日本人はコメを主食としているので穀物摂取量は欧米人より多いのですが、精製度の低い全粒穀物の摂取は足りません。

また最近では菓子など間食をして主食を摂らない若者も増えています。

そこで三度の食事で、まず主食として米などの穀類を食べることに加えて、さらに全粒穀物を意識して食べている人に1点が与えられます。


玄米、オールブランの小麦は栄養価が高く、糖質（でんぷん）以外にタンパク質、ビタミンB、ビタミンE、カルシウム、鉄、亜鉛、デトックス作用のあるフィチン酸を含みます。

精製小麦から作られた柔らかい白パンより、噛みごたえのある全粒パンを選びましょう。

ただし、玄米などの摂取は胃腸の状態をみながら、少しずつ摂取量を増やしてゆくのがよいでしょう。

③　果物

日本人の平均果物摂取量は１０４グラム（男性93グラム、女性１１３グラム）で、欧米に比べて半分以下です。さらにその中には果汁（ジュース）も含まれているので、日本人の果物摂取不足は深刻です。

間食に菓子をとるのなら果物を食べましょう。それもなるべく形のあるものを。野菜もそうですが、ジュースで飲むより、口を動かして噛むことが大事なのです。がんの予防など果物の持つさまざまな有効性を考えて、毎日２００グラム、中ぐらいのリンゴ1個、バナナなら２本に相当する果物を摂っている人は１点獲得ということにしましょう。

果物はビタミン、ミネラル、食物繊維が豊富で、栄養素は野菜と似ているが果糖が多いので、ダイエット（減量）が必要な人は食べ過ぎないこと、特に代謝が落ちる夜に食べることは慎まなければいけません。

リンゴやブドウなら皮ごと食べましょう。

皮にはポリフェノールと食物繊維がぎっしりつまっています。

④ 野菜

毎食いろいろな種類の野菜を摂りましょう。


食物繊維と各種ビタミン、鉄やカルシウムなどミネラルの供給源で、ダイエット（減量）を志す人にとっては単位重量あたりのカロリーが少ないという利点があります。

ほうれん草、ピーマン、ニンジン、トマト、かぼちゃなど緑黄色野菜のビタミンA、ビタミンE、カロチンは抗酸化物質として老化の防止に欠かせませんが、キャベツやタマネギなど淡色野菜も併せて一日最低３００グラム（野菜と果物を併せれば一日最低４００グラム）の摂取は必要です。


そこで、野菜だけなら淡色、緑黄色併せて毎食１００グラム〜１５０グラム以上摂れば1点獲得。

ちなみに日本人の平均野菜摂取量は男女ともに２８０グラム（うち緑黄色野菜は９３グラム）です。

また野菜ではないが、海藻やきのこはほぼノーカロリーで、ミネラル、食物繊維が豊富であり、野菜と併せて摂るとダイエットに効果的。

⑤　魚

日本人の魚介類の一日平均摂取量は78グラム（男性87グラム、女性70グラム）で、マグロの刺身8切れ、サンマ一匹に相当します。魚介類とは生魚だけでなく、イカ、タコ、カニ、貝類が含まれています。

ところで、この摂取量にはかまぼこなどの練り物が含まれていますから、毎日サンマを1匹食べていない人がすぐに魚不足と考える必要はありません。

そこで、塩分の利いた加工食品でない脂ののった新鮮な魚を週3回食べることで1点獲得と提案します。

魚は動物性タンパク質とビタミンB、ビタミンDの供給源ですが、現代人はEPA、DHAといった必須脂肪酸の不足が指摘されています。

イワシやサバ、サンマなど必須脂肪酸の多い魚を摂って、血栓や動脈硬化を予防しましょう。

⑥　オリーヴオイル（オレイン酸／飽和脂肪酸）

一価不飽和脂肪酸であるオレイン酸を多く摂ることは健康上有益です。オリーヴオイルは酸化されにくいオレイン酸を多く含む植物油で、なかでもバージンオリーヴオイルにはビタミンE、ポリフェノールといった天然の抗酸化物質が豊富に含まれています。

他の植物油と比較して、オリーヴオイルの発煙温度は摂氏２１０度と高く、さらに抗酸化物質を多く含むために、加熱調理しても油が酸化されにくく安定性が高いのです。

大豆油やごま油など他の植物油にも一定量のオレイン酸は含まれています。ただこれら植物油は多価不飽和脂肪酸の割合が高いために加熱調理によって劣化しやすい欠点があります。

こうした観点から酸化安定性が高くビタミンEなど微量成分を含むオリーヴオイルを毎日用いることで1点獲得しましょう。

⑦ 獣肉

動物性タンパク質とビタミンB、鉄などの供給源であるけれど、脂質として飽和脂肪酸とコレステロールを多く含むので摂り過ぎてはいけません。

牛、豚、鶏、それにハムやソーセージなど加工品を加えて、日本人の肉の一日平均摂取量は80グラム（男性93グラム、女性68グラム）で、欧米よりはるかに少なく、平均80グラム以下の摂取量であれば1点獲得。

青年期の日本人は肉を多食し、1日130グラム食べていることがわかっています。成長期に必要な動物性タンパク質としては、豚や牛などの獣肉（赤肉）より、鶏肉など家禽類（白肉）を選ぶようにしましょう。

⑧ 乳製品

牛乳、チーズ、ヨーグルトなど乳製品も動物性食品ですが、同時にタンパク質、カルシウムの貴重な栄養源です。

低脂肪の牛乳やヨーグルトは毎日摂ってよい（1点獲得）が、高脂肪のチーズ、バター、生クリームは飽和脂肪酸が多いので摂りすぎは慎まなければいけません（0点）。

⑨ アルコール（ワイン）

グラス1～2杯のワインを食事中に飲むことが地中海式。

ワインは穀物、オリーヴオイルとならんで地中海式ダイエットに欠かせない構成要素です。

LDL（悪玉）コレステロールの酸化を抑えるフラボノイドが多い赤ワインが注目を浴びていますが、飲み過ぎは禁物（0点）。

また飲めない体質の人が無理にワインを飲む必要はありません。

アルコールは適量摂取、エタノール換算30グラム（日本酒1合、ビール大瓶1本、ワイングラス1～2杯）で血栓症の予防、HDL（善玉）コレステロール増加など健康へのメリット（1点）がある一方で、過度の飲酒は血圧値を上昇させ脳卒中のリスクファクターとなり、またアルコール性肝炎、肝硬変、慢性膵炎など健康障害を起こします。（0点）

5　ダイエットスコアーが2点アップすると……

私が講演会や患者さんを対象に行っている地中海式ダイエット食談会で、このスコアーを紹介し自己採点してもらいます。

すると参加者の皆さんの得点は0点から9点までとさまざまで、平均値は4点から5点くらいでしょうか。

最初は0点でも構いませんが、次回お会いした時に2点アップしているようにお話しします。

2点アップという意味は、2008年に英国医学ジャーナルで報告された大規模な疫学調査の結果を参考にしています。

この論文は累計150万人を観察対象として地中海食の順守度（ポイント）と病気の発症率や病気による死亡率の関係を調べたものです。

すると次のような結果がでました。

地中海食の摂取頻度が2点増加することにより

① すべての死因による死亡率が9%低下した。
② 心血管病による死亡率が9%低下した。
③ がんの発症率またはがんによる死亡率が6%低下した。
④ アルツハイマー型認知症、パーキンソン病の発症率が13%低下した。

またヨーロッパ11カ国の70〜90歳の健康な男女2339人を対象に、10年間観察を続けたコホート研究(2004年)があります。

地中海食の頻度(順守度)がこのスコアーを用いて4点以上の人は

① 虚血性心疾患(狭心症、心筋梗塞)による死亡率が39%低下。
② 心血管病(心疾患、脳血管疾患)による死亡率が29%低下。
③ がんによる死亡率が10%低下。
④ 全死亡率は23%低下。

こうした研究は主に欧米で行われており、その結果をそのまますぐに日本人にあてはめることは慎重でなければいけません。

しかし研究の一部は多民族国家のアメリカ、オーストラリア、またインドなどでも行われており、人種や食習慣の異なる人々を対象としています。

つまりこのスコアーは、生まれたときからオリーヴオイルを使っている地中海から離れた地域に住む人にも役立てられるように作られているのが特徴です。

日本には日本の食習慣があります。

それがこれまで心臓疾患やある種のがん（乳がんや大腸がんなど）の発症を防ぐ役割を果たしてきました。

それは紛れもない事実です。

しかしグローバル社会の到来とともに、新しい食材も容易に手に入るようになり、私たちの食習慣は少しずつ変化しています。

これまでの和食の利点は活かしながら、食の欧米化という誤った潮流に流されることなく、より健康度をアップさせるためにこの地中海式ダイエットスコアーが読者の皆さんの役に立つことを期待しています。

そして本書を読み終えた後で、もしあなたが地中海式ダイエット（地中海式生活法）の生まれた地中海という土地柄に興味が湧いたなら、イタリア、ギリシア、南フランス、スペイン、トルコ、クロアチア、キプロスなどの国々に足を運んで、そこに住んでいる人びとが家族や仲間とともに、ゆったりと食事を楽しんでいる様子をご覧になってはいかがでしょうか。

あとがき

本書にも登場する地中海式ダイエットの生みの親、アンセル・キーズ博士は長命でした。100歳の誕生パーティーで、記者から博士の長命は地中海式ダイエットのおかげか、と尋ねられると、「その可能性はあるが、証拠はない」と返答したというエピソードが伝えられています。

現在、さまざまな健康情報が氾濫し、日も浅い研究結果に基づく健康上の効果を声高々に叫ぶ人たちが多い中、科学者としてたいへん謙虚で誠実なコメントであると思います。

近い将来、個人の遺伝情報をもとにオーダーメイド医療が実現すると、予防医学の領域でもある特定のダイエット法がどんな人により効果がでやすいか、どんな病気の予防効果がより期待できるのか、ということが明らかになってくるでしょう。

ただ現状では、まだ自分で実践してみて長い年月をかけて自らその効果を確かめてみなければわからないといった段階なのです。キーズ博士は自身地中海式の効果を確信していたと思いますが、慎重な物言いの裏には、そのような意味が込められています。

ダイエットという言葉は、狭義には減量を意味し、もともとは健康のための食事を意味します。しかし古代ギリシア語に由来するダイエットの本来の意味は、食事や運動、睡眠など生活のさまざまな要素を包括する言葉です。そこでダイエットは生活様式、スタイルとも訳されますが、さらに言えば個人の生活信条、生き方と言い換えられるかもしれません。

自分の生活スタイルはこうだ、汗をかく運動は嫌い、タバコも止められない、食事に関しては物心ついたときから好物はこれとこれで、これは死んでも食べたくない、というスタイルを貫くことも人生でしょう。

しかしこと食事に関して、アレルギー体質など特別な理由がない限り、あなたの身体を支えるさまざまな機能と健康のために、この食べ物はよくてこの食べ物は悪いということは決してありません。

地中海式ダイエットは適度であれば何を食べてもよいダイエットであり、本当に食事を楽しむダイエットであると申し上げてきました。

まだ野菜や魚はちょっと苦手、全粒穀物も食べる機会がないと、本書でご紹介した地中海式ダイエットのスコアーで伸び悩んでいる皆さんが、本書をお読みになってから、もっと新鮮な野菜が欲しい、肉でなく魚を食べたいとあなたの身体が要求を発して、あるいは玄米を食べたあとで、ああ、穀物本来の味がして美味しかったと満足する声があなたの身体から聞こえてくれば、あなたのダイエットは半分成功したと言えるのではないでしょうか。

実は本書が生まれたのは私の家族、妻と二人の娘のおかげでもあります。

開業医である私は、会社勤めで残業の多い世のお父さんたちより子どもと夕食を囲む時間に恵まれていたと思います。その当時より、昨日は純和食で、今日はイタリアン、明日はスペイン風（?）と、私のリクエストから毎日繰り返される調理実習に、年端も行かぬ娘たちはさぞ当惑し、辟易したことでしょう。

その二人の娘も今では結婚して、それぞれの家庭でどんな料理を作っているのか親として気掛かりなところですが、仕事がハードな良人の健康に配慮して、きっと毎日の食卓にオリーヴオイルを欠かすことはないだろうと信じています。

いずれにしても、何事にも凝り性で探究心旺盛な私の求めに応じて、私たち家族の健康のために日々美味しい食事を作り続けてくれた妻には、どれだけ感謝してもしきれないと言っておきましょう。

末尾になりますが、本書の出版企画で大変お世話になった大学教育出版社長の佐藤守氏、編集部の安田愛氏に深く感謝します。

2014年6月

佐々木　巌

参考文献

《第1章》

United Nations Educational, Scientific and Cultural Organization (UNESCO). Mediterranean diet.

http://www.unesco.org/culture/ich/RL/00884

Giugliano D. The Way They Ate - Origins of the Mediterranean diet. Idelson — Gnocchi Publishers, 2001.

ベルナール・ジャコト：オリーヴの本―地中海からの美と健康の贈り物：河出書房新社　１９９４

佐々木巌：癒しの空間としての地中海世界―文化広報誌SPAZIO第64号：NTTデータ　ジェトロニクス　２００５

http://www.nttdata-getronics.co.jp/profile/spazio/spazio64/index.htm

《第2章》

Willett WC. The Mediterranean diet: science and practice. Public Health Nutrition 9(1A): 105, 2006.

Willett WC. Eat, Drink, and Be Healthy: The Harvard Medical School Guide to Healthy Eating.FREE PRESS, 2005.

Shai I et al. Weight Loss with a Low-Carbohydrate, Mediterranean, or Low-Fat Diet. The New England Journal of Medicine 359: 229, 2008

Schwarzfuchs D et al. Four-year follow-up after two-year dietary interventions. The New England Journal of Medicine 367: 1373, 2012

大野誠他：肥満症の生活指導―行動変容のための実践ガイド：医歯薬出版株式会社　２０１１

Harvey RA et al. リッピンコットシリーズ、イラストレイテッド生化学：丸善出版　２０１１

横山淳一：地中海式食事法がどうして日本で勧められるのか．食と健康Ⅲ―地中海式食事と健康― 学会センター関西 ２０００
Ashwell M. 食事と心疾患．第一出版 １９９７
Keys A. Seven Countries: A Multivariate Analysis of Death and Coronary Heart Disease. Cambridge: Harvard University Press, 1980
Knoops KTB et al. Mediterranean Diet, Lifestyle Factors, and 10-Year Mortality in Elderly European Men and Women. The Journal of the American Medical Association 292: 1433, 2004
Esposito K et al. Effect of a Mediterranean-Style Diet on Endothelial Dysfunction and Markers of Vascular Inflammation in the Metabolic Syndrome. The Journal of the American Medical Association 292: 1440, 2004

《第３章》

Gifford KD et al. The Oldways Table: essays & recipes from the culinary think tank. Ten Speed Press, 2007
Willett WC et al. Mediterranean diet pyramid: a cultural model for healthy eating. The American Journal of Clinical Nutrition 61: 1402S, 1995
大野秀樹他．活性酸素と運動．杏林書院 １９９８
佐々木巌．フィットネスのためのノルディックウォーキング―生活習慣病・メタボリックシンドロームに最適な運動処方．大学教育出版 ２００８

《第４章》

日本循環器学会．虚血性心疾患の一次予防ガイドライン（２０１２年改訂版）

http://www.j-circ.or.jp/guideline/pdf/JCS2012_shimamoto_h.pdf
Takii T, et al. Trends in acute myocardial infarction incidence and mortality over 30 years in Japan: report from the MIYAGI-AMI Registry Study. Circulation Journal 74:93, 2010
Estruch R et al. Primary prevention of cardiovascular disease with a Mediterranean diet. The New England Journal of Medicine 368: 1279, 2013
Ueshima H. Explanation for the Japanese Paradox: Prevention of Increase in Coronary Heart Disease and Reduction in Stroke. Journal of Atherosclerosis and Thrombosis 14: 278, 2007
Yamori Y. Do diets good for longevity really exist? — Lessons from the eating habits of countries with long-lived populations. Japan Medical Association Journal 52: 17, 2009
津金昌一郎：食習慣とがん―どこまで分かっているか：日本医師会雑誌　136: 2366, 2008
Harvard report on cancer prevention. Volume 1: Causes of human cancer. Cancer Causes Control 7: Suppl 1: S3, 1996
World Cancer Research Fund/American Institute for Cancer Research: Food, Nutrition and the Prevention of Cancer: a Global Perspective. AICR, Washington DC, 1997
World Cancer Research Fund/American Institute for Cancer Research. Food, Nutrition, Physical activity, and the Prevention of Cancer: a Global Perspective - Second Expert Report, 2007
http://www.dietandcancerreport.org/expert_report/report_contents/index.php
Benetou V et al. Conformity to traditional Mediterranean diet and cancer incidence: the Greek EPIC cohort. British Journal of Cancer 99: 191, 2008
Buckland G et al. Adherence to a Mediterranean diet and risk of gastric adenocarcinoma within the European Prospective Investigation into Cancer and Nutrition(EPIC) cohort study. The American Journal of Clinical Nutrition 91: 381, 2010

廣畑富雄：食事しだいでがんは防げる—世界がん研究基金、アメリカがん研究財団の報告書より—がん予防食事法の最新情報．女子栄養大学出版部　２００２
Cottet V et al. Postmenopausal Breast Cancer Risk and Dietary Patterns in the E3N-EPIC Prospective Cohort Study. American Journal of Epidemiology 170: 1257, 2009
The Organization for Economic Co-operation and Development (OECD). Obesity and the Economics of Prevention - FIT NOT FAT. 2010
www.oecd.org/els/health-systems/46044572.pdf
日本肥満学会：肥満症治療ガイドライン．肥満研究　12:11, 2006
Martinex-Gonzalez MA et al. Adherence to Mediterranean diet and risk of developing diabetes: prospective cohort study. British Medical Journal 336: 1348, 2008
Food and Agriculture Organization of the United Nations (FAO). FAO Newsroom: Med people shun Med Diet - Overweight rising in region. 2008
http://www.fao.org/newsroom/EN/news/2008/1000871/index.html
横山淳一：低インスリンらくらくダイエット．日本文芸社　２００２
Foster-Powell K et al. International tables of glycemic index. The American Journal of Clinical Nutrition 62: 871S, 1995
Jenkins DJA et al. Effect of a Low-Glycemic Index or a High-Cereal Fiber Diet on Type2 Diabetes. The Journal of American Medical Association 300: 2742, 2008
Scarmeas N et al. Mediterranean Diet and Risk for Alzheimer's Disease. Annals of Neurology 59: 912, 2006
涌谷陽介他：鳥取県大山町における２０００年度痴呆性疾患疫学調査．Dementia Japan 15: 140, 2001
Luchsinger JA et al. Diet and Alzheimer's Disease. Current Neurology and Neuroscience Reports 7: 366,

2007
Shankle WR. アルツハイマー病が予防できる．医歯薬出版株式会社　２００８
中川八郎．脳の栄養．共立出版　２００１

《第５章》

ケリー・マクゴニガル．スタンフォードの自分を変える教室．大和書房　２０１２
Trichopoulou A et al. Adherence to a Mediterranean Diet and Survival in a Greek Population. The New England Journal of Medicine 348: 2599, 2003
厚生労働省．平成22年国民健康・栄養調査結果の概要―体型、食生活、運動に関する状況．２０１０ http://www.mhlw.go.jp/stf/houdou/2r98520000020qbb.html
Sofi F et al. Adherence to Mediterranean diet and health status: Meta-analysis. British Medical Journal 337: a1344, 2008

索　引

A～Z

あ行

か行

さ行

た行

な行

は行

ま行

や行

ら行

わ行

■著者略歴

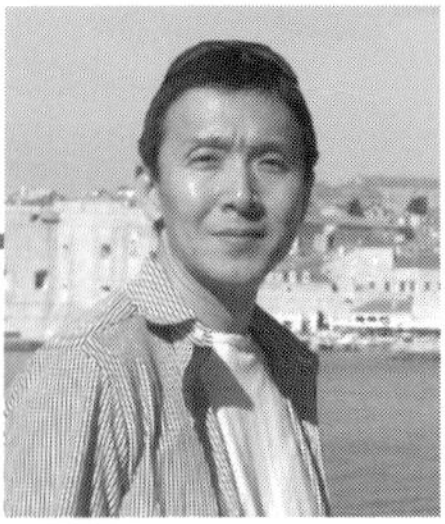

佐々木　巌（ささき　いわお）

1959年東京生まれ。日本大学医学部卒業。医療法人社団ウェルネスササキクリニック院長、医学博士。専攻は内科学、呼吸器病学、スポーツ医学、予防医学。所属学会は日本内科学会、日本高血圧学会、アメリカスポーツ医学会ほか。高血圧、糖尿病、肥満症（メタボリックシンドローム）など現在増え続けている中高年者の生活習慣病治療にあたり、患者自らが主体的にライフスタイルの改善に取り組めるような医療の実現を目指している。日本ノルディックフィットネス協会公認インストラクターの資格を有し運動療法としてノルディックウォーキング指導をするかたわら、長年臨床の場で予防栄養学の見地から地中海式ダイエットの紹介と実践にあたる。

URL: http://wellness-sasakiclinic.jp

Email: dott.i.sasaki@gmail.com

主な著書

『サレルノ養生訓　地中海式ダイエットの法則』（柴田書店　2001年）

『フィットネスのためのノルディックウォーキング—生活習慣病・メタボリックシンドロームに最適な運動処方』（大学教育出版　2008年）

『トレーニング指導者テキスト理論編』（共著．大修館書店　2008年）

美味しくて健康的で太らない
ダイエットなら地中海式

2014年9月30日　初版第1刷発行
2019年11月20日　初版第2刷発行

■著　　者―― 佐々木巖
■発 行 者―― 佐藤　守
■発 行 所―― 株式会社 大学教育出版
〒700-0953　岡山市南区西市855-4
電話(086)244-1268(代)　FAX(086)246-0294
■D　T　P―― 難波田見子
■印刷製本―― モリモト印刷(株)

ISBN978-4-86429-282-5